健康中国——中医药防治肿瘤丛书

林丽珠　主编

三师而行，远离胃癌

林丽珠　林洁涛　陈壮忠　付源峰◎编著

医师 厨师 禅师

广东高等教育出版社
Guangdong Higher Education Press
·广州·

图书在版编目（CIP）数据

三师而行，远离胃癌 / 林丽珠，林洁涛，陈壮忠，付源峰编著. —广州：广东高等教育出版社，2018. 7（2020. 4 重印）
（健康中国——中医药防治肿瘤丛书 / 林丽珠主编）
ISBN 978 - 7 - 5361 - 6154 - 2

Ⅰ. ①三…　Ⅱ. ①林…　②林…　③陈…　④付…　Ⅲ. ①胃肿瘤 - 防治　Ⅳ. ① R273. 52

中国版本图书馆 CIP 数据核字（2018）第 094123 号

好的课微信公众号　　好的课网

★特别说明：本书用到的视频请关注“好的课”微信公众号，注册并登录后，使用“扫一扫”扫描相应的二维码，即可获得视频资源。也可以打开网站“好的课”（www. heduc. com），在“学习资源”页面搜索“健康中国——中医药防治肿瘤丛书”，打开并下载。

出版发行	广东高等教育出版社 地址：广州市天河区林和西横路 邮编：510500　营销电话：（020）87553335 http://www.gdgjs.com.cn
印　　刷	华睿林（天津）印刷有限公司
开　　本	787 毫米 ×1 092 毫米　1/16
印　　张	7
字　　数	104 千
版　　次	2018 年 7 月第 1 版
印　　次	2020 年 4 月第 3 次印刷
定　　价	28. 00 元

主编简介

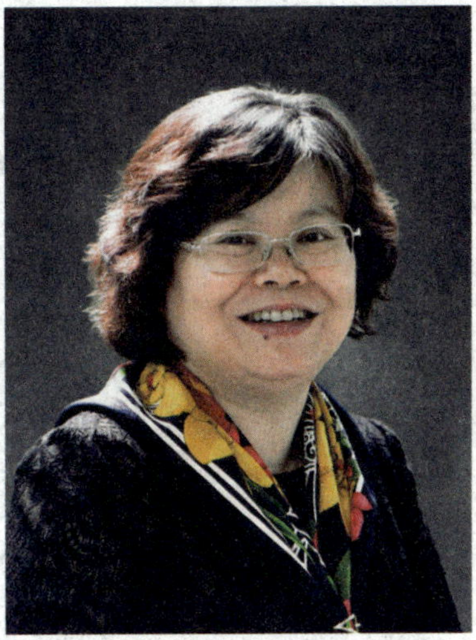

林丽珠，广东省汕头市人，广州中医药大学第一附属医院肿瘤中心主任、教授、博士生导师，肿瘤教研室主任，国内著名中西医结合肿瘤学专家。担任广东省重点学科中西医结合临床医学学科带头人，卫生部临床重点专科学术带头人，全国中医肿瘤重点专科学术带头人；国家食品药品监督管理总局（CFDA）药物评审咨询专家；兼任世界中医药学会联合会癌症姑息治疗研究专业委员会会长，中国民族医药学会肿瘤分会会长，中国中西医结合学会肿瘤专业委员会副主任委员，中国康复医学会肿瘤康复专业委员会副主任委员，广东省中医药学会肿瘤专业委员会主任委员，南方中医肿瘤联盟主席等。主持国家“十五”攻关项目、“十一五”支撑计划及国家自然科学基金等课题20余项，获教育部科技进步一等奖等多个奖项。荣获“国务院政府特殊津贴专家”“广东省名中医”“广东省首批中医药领军人才”“中国好医生”“全国最美中医”“广东省优秀临床科主任”等称号，2015年当选全国先进工作者，2017年当选党的十九大代表。

林丽珠工作30余年，始终坚持以患者为中心，倡导“中西结合、带瘤生存、人文关怀”理念，为无数晚期癌症患者带来生命的希望。科研上攻坚克难，硕果累累；教育上含辛茹苦，桃李满天下，带动岭南、辐射全国。构建肿瘤人文病房，成立肿瘤康复俱乐部，组建“天使之翼”志愿服务队，被誉为“让绝症患者不绝望的好医生”。

丛书主编

林丽珠　广州中医药大学第一附属医院

丛书编著者（按姓氏笔画排序）

左　谦　广州中医药大学

付源峰　广州中医药大学

朱　可　广州中医药大学第一附属医院

孙玲玲　广州中医药大学第一附属医院

李佳殷　广州中医药大学第一附属医院

肖志伟　广州中医药大学第一附属医院

余　玲　广州中医药大学第一附属医院

余榕键　广东省人民医院

张少聪　广州中医药大学第一附属医院

张景涛　广东省中山市陈星海医院

陈壮忠　广州中医药大学第一附属医院

林丽珠　广州中医药大学第一附属医院

林洁涛　广州中医药大学第一附属医院

胡　蓉　平安健康互联网医学中心

蔡陈浩　广州中医药大学第一附属医院

翟林柱　广州中医药大学第一附属医院

序

妙手起沉疴，慈心著丰篇

近闻林丽珠教授主编的“健康中国——中医药防治肿瘤丛书”即将付梓，我先睹为快，阅后觉耳目一新。

作为临床医生，平时忙于探索治疗疾病的优势方案以提高临床疗效，关注学术前沿以开拓治疗思路，有所心得写而为文，也多是专业论著，限于行内交流。如何向老百姓宣传医学的知识，使他们更加了解关于肿瘤的那些事儿，呵护宝贵生命，从而避免闻癌色变，进入防治误区呢？现代医学泰斗裘法祖院士曾说：“让医学归于大众。”医生的职责不仅仅是治病，还应该肩负起普及医学知识的社会责任。但将高深芜杂之专业知识科普化、大众化，又岂是容易之事？林丽珠教授的众弟子，均为扎根一线的医生，驭繁为简，历经三载，呕心沥血，终成“健康中国——中医药防治肿瘤丛书”，开启了肿瘤防治知识科普化的新篇章。

21 世纪以来，传染性疾病在很大程度上受到控制，由于人类寿命的延长，老龄化社会的到来，肿瘤疾病遂成为常见病、高发病之一，其流行形势严峻，病死率、致残率高，给个人、家庭、国家带来巨大的痛楚和压力。各国政府每年投入大量的人力、物力对肿瘤疾病进行研究。随着研究的深入，我们正逐步揭开肿瘤疾病的面纱，肿瘤防治也有了长足的进展。因此，2006 年世界卫生组织将肿瘤疾病定义为一种慢性疾病，可防可治，许多肿瘤患者得到及时医治，生活质量大大提高，生存时间也得以延长，治愈的病例不胜枚举。

但在我国，由于健康教育的普及不够，老百姓对肿瘤疾病缺乏正确的防治意识，缺乏行之有效的防治常识。一旦生病，或病急乱投医，或自暴自弃，或讳疾忌医，或迷信民间偏方及保健品等，而对于正规医院的系统医治却有抵触之心，因此常常造成失治、误治、延治，屡屡给生命财产造成损失，无不让人扼腕叹息。

中医药学对肿瘤的防治历史悠久，源远流长，内容博大精深，具有完整的理论体系及丰富的临床实践经验。《黄帝内经》曰："是故圣人不治已病治未病，不治已乱治未乱，此之谓也。"明确提出了"预防为主、防治结合"的思想，该思想指导着中医药学千百年来的临床实践，积累了丰富的经验。在漫长的历史长河中，中医药学为炎黄子孙防治恶疾、延年益寿做出卓越贡献，所得经验如繁花散落于古籍之中，点缀了中国几千年的文明。

中华人民共和国成立以来，在继承历代医家运用中医药学防治肿瘤的临床经验上，广大中医药工作者发皇古义，去伪存真，并积极吸收现代医学防治肿瘤的知识，形成了新的中西医防治肿瘤理论。在该理论的指导下，医务工作者积极利用一切手段防治肿瘤，并逐步形成和建立了中西医结合肿瘤防治体系，有利于提高中医对肿瘤疾病的防治水平，推广中医药在全球防治肿瘤领域的应用。

林丽珠教授为广州中医药大学第一附属医院肿瘤中心主任，行医三十余载，妙手仁心，大医精诚，诊治屡起沉疴，救人于癌肿苦痛之中。俗话说"授之以鱼，不如授之以渔"，林丽珠教授不仅重视临床实践，还身体力行做了许多防治肿瘤的科普推广工作。其与国医大师周岱翰教授合著的《中医肿瘤食疗学》出版后即一售而罄，2009 年获广州市第二届优秀科普作品积极创作奖，为年度畅销书。林丽珠教授多次受邀主讲防癌科普知识，如"礼来网络大讲堂——肺癌患者教育""云山大讲堂——防治肿瘤·三师而行""治疗肿瘤，别把中医当成最后的救命稻草"等，受到广大民众的欢迎。

本套丛书从临床实践出发，注重通俗实用，就 12 个常见的肿瘤病种，结合临床病例，用生动有趣的语言，将深奥难懂的恶性肿瘤防治知识通俗化，矫正民众在对防治肿瘤的认识上存在的误区，从而学会正确合理防治恶性肿瘤的方法。

本丛书的出版对宣传肿瘤的防治意义非常，可供普通读者、医学生以及医务人员等参考，故乐为之序。

邓铁涛

戊戌六月于羊城

目录

引　　子

据统计，全世界胃癌的发病率约为14.1/10万，仿佛与普通大众的生活没有丝毫相关，但又有人因腹胀被检查出胃癌，仿佛胃癌又与我们息息相关。中国胃癌新发病例占全球的50%，每两到三分钟就有1人死于胃癌。

如有以下情况，建议读者仔细阅读此书：

①上腹部疼痛，持续消化不良；

②体重速降、贫血；

③腹部肿块；

④腹胀、腹痛；

⑤大便出血或大便呈黑色。

（一）被胃癌找上门的名人故事

在我国，胃癌的发病率是仅次于肺癌的恶性肿瘤，每年患上胃癌的患者不可胜数，胃癌可发生于胃的任何部位。未经治疗的患者平均寿命仅为13个月左右。胃癌可发生于人的任何年龄阶段。以下我们列举一些患上胃癌的名人故事。

案例一：2011年9月12日，年仅53岁的导演戚健因胃癌病逝。这位曾经拍过《花季雨季》《天狗》等影视作品的著名导演，是中国“第五代”导演中的实力派。据悉，戚健早前被诊断患有胃癌，但是他不顾病症仍然进行高强度的工作，不太规律的作息更是让他的健康每况愈下，直到在国外拍摄《春暖花开》时出现吐血症状，被送回国内治疗。53岁正是导演的黄金年纪，戚健的去世令人唏嘘不已。

案例二：曾出演《外来媳妇本地郎》里“二哥”——阿宗一角的演员郭昶因胃癌辞世，享年50岁。郭昶年轻时就患有浅表性胃炎，后转为慢性萎缩性胃炎，几十年来胃病时好时坏。2006年年初，他的胃痛越发厉害，常规药都无法止痛了，只好去医院检查，被发现已经是胃癌晚期，不久就离开了人世……

案例三：2005年4月，丛飞被确诊为胃癌而住院。2006年4月，丛飞因病医治无效在深圳市某医院去世，年仅37岁。但他的事迹却感动了深圳、广东乃至全国人民。作为一名歌手，丛飞商业演出频繁，本应生活富裕，但他10年来倾其所有，累计捐款捐物300多万元，资助失学儿童和残疾人超过150人，自己却一直过着清贫的生活。他的举动感动了无数中国人。2005年9月14日，他被评为100位新中国成立以来“感动中国”人物之一。

（二）导致胃癌的三大“凶手”

预防是最好的治疗。预防为癌症控制提供了最具成本效益的长期战略。以下是常见的导致胃癌的三大“凶手”。

1. 烟草

吸烟是全世界癌症患者死亡的最大可避免因素，每年导致约22%的癌症患者死亡。

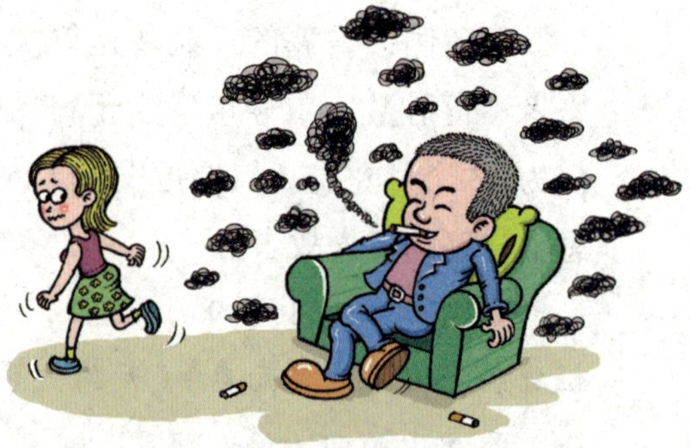

吸烟可导致多种癌症，包括肺癌、食管癌、喉癌、口腔癌、鼻咽癌、肾癌、膀胱癌、胰腺癌、胃癌或宫颈癌等。大约70%的肺癌完全是由吸烟引起的。同时，吸二手烟（也称为环境烟草烟雾）已被证实能够使不吸烟者罹患肺癌。无烟烟草（也被称为口用烟草、嚼烟或鼻烟）可导致口腔癌、食管癌或胰腺癌等。因此，烟草是百害而无一利的“祸根”。

2. 感染

传染性病原体导致的癌症死亡病例在发展中国家占比将近22%，而在工业化国家只占6%。幽门螺杆菌会增加患胃癌的风险。加强预防措施，例如普及幽门螺杆菌传播途径及预防手段、在我国推广分餐制的饮食习惯等，可在一定程度上降低患胃癌的风险。

3. 缺乏运动、饮食因素、超重和肥胖

饮食不规律是导致胃癌的又一重要原因。超重和肥胖与多种类型的癌症相关，如胃癌、食管癌、结肠直肠癌、乳腺癌、子宫内膜癌、肾癌等。提高饮食中水果和蔬菜的含量可能对抵抗多种癌症起到作用。相反，过量食用红肉和腌制肉类可能会增加患胃癌的风险。

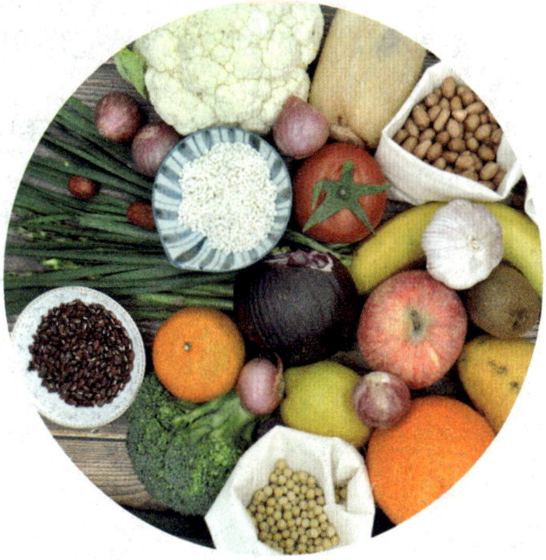

缺乏锻炼、过度肥胖等因素也会诱发胃癌的发生。

其他诸如饮酒、环境污染、职业致癌物、辐射等致癌因素在后文中也会详细地介绍。

（三）胃癌寻踪——快速识别胃癌的五大蛛丝马迹

1. 危险信号一：上腹部疼痛，持续消化不良

早期胃癌患者常常没有特异的症状，随着病情的进展可出现类似胃炎、胃溃疡的症状。如上腹部饱胀不适或隐痛，特别是吃饭后明显；患者往往出现食欲减退、嗳气、反酸、恶心、呕吐等症状。

2. 危险信号二：体重速降、贫血

胃癌会影响食物的吸收，患者可出现体重迅速下降的症状。同时因为出血或影响维生素 B_{12} 的吸收而出现贫血，表现为疲倦、乏力、头晕、面色苍白等。

3. 危险信号三：腹部肿块

当肿瘤比较大时，有时可以在上腹部触及质地比较硬的包块，特别是位于幽门窦或胃体的进展期胃癌，有时可以扪及上腹部肿块；女性患者于中下腹部扪及可以推动的肿块时，则需要和卵巢癌相鉴别。

4. 危险信号四：腹胀、腹痛

胃脘部疼痛是常见的症状，如果疼痛持续加重且向腰背部放射，则提示胰腺和腹腔神经丛受侵犯。胃癌一旦穿孔，会出现剧烈腹痛的症状。

5. 危险信号五：大便出血或大便呈黑色

当肿瘤侵犯血管，可以引起消化道出血。少量出血时仅有大便隐血阳性，当出血量较大时可以有呕血及黑便。

医师篇

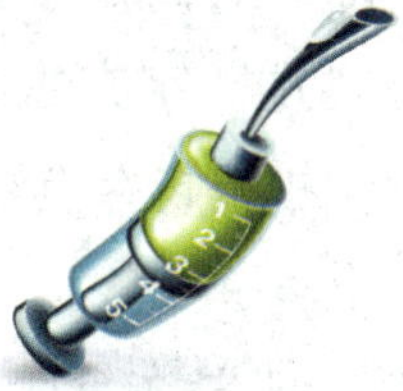

医师指导，合理用药
早期诊断，早期治疗
中西并重，早日康复

一、认识你的胃

俗话说:“胃不和则卧不安。”胃,是我们的朋友,与我们的生活息息相关。但我们对这位“朋友”却知之甚少——胃究竟长什么样子?有哪些功能?平时要如何保养?

下面让我们来一步步地揭开胃的神秘面纱,了解我们的胃。

(一)定点胃的坐标,看清胃的相貌

从汉字的角度来看,“胃”上面是“田”,下面是“月”。“田”的意思是承受五谷的土地,“月”字在古代汉语中是“肉”的意思。所以“胃”的意思就是身体内部储存食物的地方,中医学上称之为“太仓”。

胃大部分位于左季肋部,位置在食管下末端和小肠开始的部位,小部分位于上腹部,像一个倒挂的葫芦悬挂在上腹部。胃的位置常因体型、体位、胃内容物的多少及呼吸而改变,有时胃大弯可达脐下甚至盆腔。胃有五大部门:贲门、胃底、胃体、幽门窦、幽门。各个区域分工合作,各司其职,为人消化吸收食物提供强大的支持和动力。

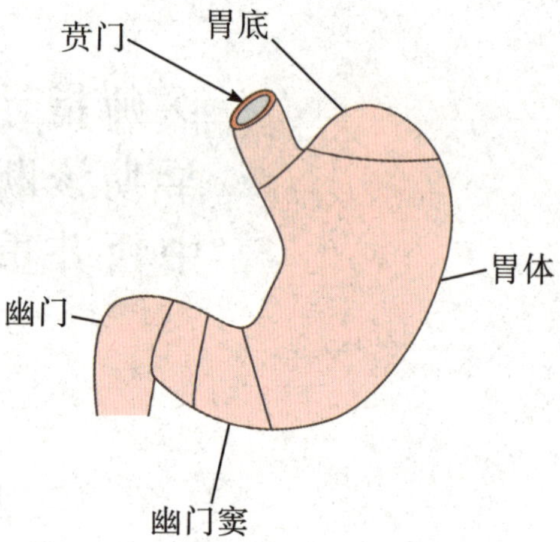

(二)胃——消化的助手

我国医家在长期的临床中,很早就认识到胃的重要性,中医将其主要生理功能归纳为“受纳”和“腐熟水谷”。这两个词形象生动地描述了胃的两个基本功能。“受纳”是指“胃”像一个“J”字形的水囊,能够接受和容纳从食道传过来的食物。“腐熟水谷”是指食物在胃液的作用下，配合胃的运动，被初步分解，便于下一步消化吸收。

当食物经过咀嚼，通过食道进入胃，这时胃体松弛以接受食物，并将食团磨碎、搅拌，使之与胃液充分混合，形成半流体食糜。当胃底、胃体因受纳而张力增加时，会收缩使液体排空。幽门窦收缩时，幽门管也收缩，但不完全关闭，可使小于 2 毫米的食糜通过并进入十二指肠，而大于 2 毫米的食糜，则仍回到幽门窦，磨碎后再排空，不能被磨碎的较大固体在消化间期后，在幽门管放松时被排空。

中医对胃的消化过程有着独特的见解。中医将脾胃合称为“后天之本”“气血生化之源”，可见脾胃的消化功能在人体内有着重要的作用。胃主要具有“受纳”和“腐熟水谷”的功能，必须和脾的运化功能相配合，才能使水谷化为精微，以化生气、血津液，供养全身，维持机体的生命活动。

如果胃的受纳、腐熟功能失常了，通常表现为以下两个方面。

一是受纳腐熟不及，如胃气虚弱，或胃气不降。表现为即使胃中空虚，也无食欲；或是食后胃脘疼痛、嗳腐、食臭、呕吐。

二是摄纳腐熟太过，如胃中火旺，消谷下行过快，表现为食后不久就饥饿欲食。

此外，中医很早就认识到胃的主要功能是将食物上承而下传。如果胃的这个功能出问题了，就会表现为胃气虚弱，传送无力，导致饮食停滞胃中，产生胃脘胀满疼痛、食少等症；如果胃气不但不能下降，甚至还有上逆的情况，就会产生胃脘胀满、嗳气、反酸、呃逆、呕吐等症状。

专家建议

如果出现胃胀胃痛、脘腹胀满、嗳气、呃逆、呕吐等症状，可能提示胃的功能失调了，此时就需要积极地去看病，做相关的检查或者治疗。

（三）胃液

中医所讲的“胃喜润恶燥”，指的是胃的分泌功能。胃能够消化食物，最主要是靠分泌胃液。胃液是一种无色而呈酸性的液体，正常人每日分泌的胃液量为1.5～2.5升，胃液的主要成分包括无机物（如盐酸、钠和钾盐）和有机物（如黏蛋白、消化酶）。具有消化蛋白质、抑菌和杀菌作用，并能作用于十二指肠黏膜，促进促胰液素的分泌，有助于铁、钙的吸收。

专家建议

如果胃液缺乏，就容易产生口干、没有食欲和消化不良的症状，此时需要吃一些生津养胃的食物，如沙参、麦冬、石斛等。

胃腺的壁细胞还分泌一种黏液蛋白，它是胃液中一种非常重要的成分，它与进入胃内的维生素 B_{12} 结合，可以保护维生素 B_{12} 不被小肠内的水解酶破坏，并在小肠内被吸收。

（四）胃好，人就好

自古有言道：“民以食为天。”中医认为脾胃为“后天之本”，意思是人出生后的生长发育都要依赖脾胃为人体提供的物质作为基础。金代李杲提出“人以胃气为本”，就是强调胃气在人体生命活动中的重要作用。

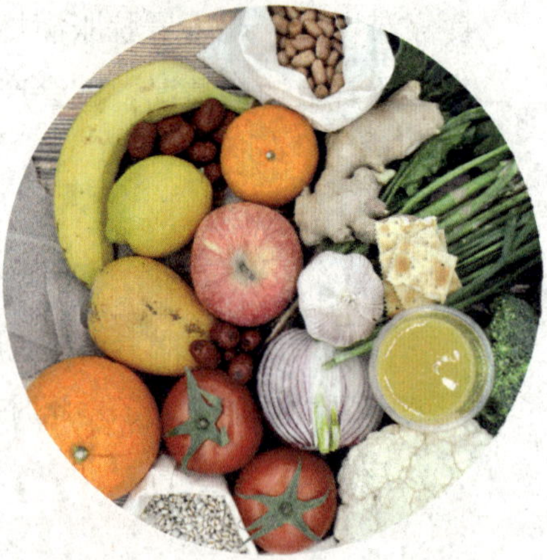

治病养生过程中要重视保护脾胃的功能，因为胃气的强弱会影响疾病的治疗。胃气不足，会导致疾病的发生并影响其发展变化。同等情况下有些患者胃口很好，在正常进食的情况下，保证了营养物质的充足摄取，让机体有足够的原料进行自我修复，患者的康复速度自然比较快，而相比之下，那些胃口很差的患者，恢复速度自然相对较慢了。

总而言之，胃好比我们体内一台重要的“机器”，每天承担着消化、分解食物等重任。胃若安好，方享健康。

二、胃癌，认识就不恐惧

很多人闻“癌”色变，担心自己患癌，但为什么会产生胃癌？哪一些因素可能导致胃癌？对于这些问题，很多人确实很迷茫。所谓“知己知彼，百战不殆”，下面详细介绍与胃癌相关的一些知识，认识了，大家就不恐惧了。

（一）我国胃癌的发病情况

在我国，胃癌的发病率高居各种消化道恶性肿瘤之首，2014 年世界卫生组织（WHO）发布的《全球癌症报告 2014》显示，中国胃癌发病率高于欧美国家，尤以西北地区和东南沿海为重灾区。仅 2012 年，中国胃癌新发病例约 42.4 万例，占全球胃癌人数的 42.6%；死亡病例超过 29 万，占恶性肿瘤死亡人数的 23.03%。目前其死亡率仍然呈现上升趋势，男女比例为 3∶1。①

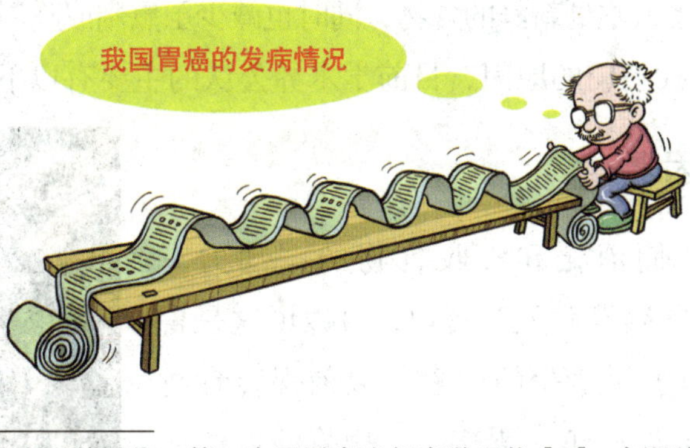

① 左婷婷，郑荣寿，曾红梅，等. 中国胃癌流行病学现状［J］. 中国肿瘤临床，2017，44（1）：52-58.

近年来，胃癌的发病年龄具有明显的年轻化趋势。过去以 40 ～ 60 岁年龄组居多，现在以 35 ～ 55 岁年龄组为多。最让人揪心的是，19 ～ 35 岁的青年发病率明显增加，占胃癌总数的 6% ～ 11%。江苏、山东、浙江、上海、辽宁及福建等沿海地区为胃癌高发区，原因不明。有学者认为可能与沿海环境和海产品受致癌物污染有关，但是西北地区（青海、宁夏、甘肃）亦为高发地区则难以解释。目前，尚缺乏全国性胃癌流行病学的动态资料，临床诊治状况处于早诊率低、手术切除率低、5 年生存率低的尴尬局面。

根据《2015 中国肿瘤登记年报》的数据，部分地区的胃癌发病率有下降的趋势，但胃癌在全国仍然居十大常见恶性肿瘤发病率的第二位和病死率的第三位。

大数据显示，胃癌的发病率呈现一种规律：农村高于城市，男性高于女性。从地区分布而言，我国西北部及东南沿海地区的胃癌死亡率远高于其他地方。广东省粤北地区的胃癌死亡率，高于广东省沿海地区。

（二）胃癌为什么会找上门

面对发病率这么高、这么可怕的胃癌，我们必然迫切地想了解其致病原因。然而，胃癌确切的病因和发病过程在医学上仍无定论。最近 30 多年来，得胃癌的人数有显著下降，尤其在西方国家。虽然还不能确定下降的原因，但极有可能与饮食习惯的改变有关。尤其是冰箱普及之后，能保证更多人吃到新鲜的食物，同时也减少了熏制或腌制食品的食用。

至于胃癌找上门的原因，目前学术界公认的主要有以下几个方面。

1. 饮食因素

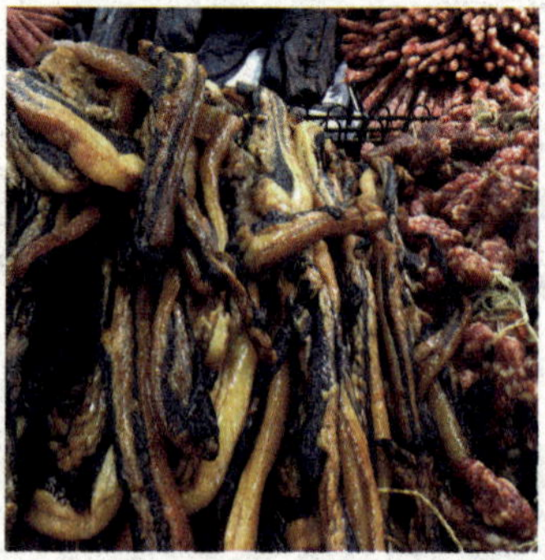

胃作为我们消化和吸收食物的“动力车间”，饮食与胃癌发病关系密切，可以说这是胃癌发病因素中争议最少的因素。以前保存食物常采用烟熏（如熏鱼、熏肉）、盐腌的方法，烟熏、盐腌食品中含有大量的致癌物，如苯并

茈、亚硝胺等。用油煎炸的食品也含有一定量的多环芳烃类致癌物，而高盐食品亦被认为是致癌物质。高盐食品中，如腌肉、腌鱼、腌禽类、咸菜、腊肉、腊肠等也极易致癌，因为高盐食物可损伤胃黏膜，使致癌物更容易被人体吸收。

2. 亚硝胺等化学物质

在适宜的 pH 或细菌作用的条件下，硝酸盐和亚硝酸盐可在人的胃内合成致癌的亚硝胺类化合物。在一些腌制的畜类、鱼类、禽类、蔬菜类食品，还有经亚硝酸盐处理的食品如香肠、火腿、午餐肉中也含有少量亚硝胺类致癌物质。因此，长期食用此类食品会增加患胃癌的风险。而亚硝基化合物在工业上常用作溶剂、润滑剂、防锈剂等，在农业上用作杀虫剂、除草剂等，存在职业性接触致病的风险。

3. 霉菌毒素

流行病学调查发现，我国胃癌高发区粮食及食品的霉菌污染相当严重。胃液中可检出杂色曲霉、黄曲霉、构巢曲霉等霉菌，由其产生的杂色曲霉毒素、黄曲霉毒素、构巢曲霉毒素等可诱发胃癌。因而发霉的食物是绝对不能食用的，如果长期食用，胃癌可能会找上门。

4. 吸烟饮酒

长期吸烟的人胃癌发病率明显高于普通人。烟龄越长，胃癌发病率越高。吸烟对胃有致癌和促癌作用。长期饮酒与导致胃癌的其他因素有协同和促癌的作用。主要原因是烟和酒会致胃黏膜损伤，因此长期吸烟和饮酒会使致癌因子作用于胃黏膜上，最终导致癌症的发生。

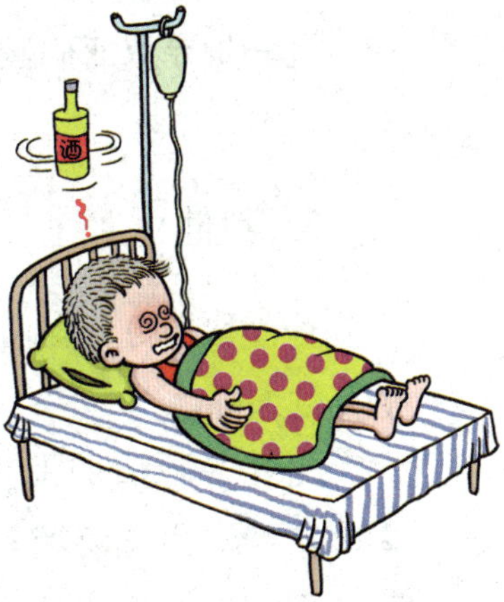

5. 幽门螺杆菌（HP）感染

胃内幽门螺杆菌感染是胃癌发生的重要因素之一。目前世界卫生组织已将幽门螺杆菌定为人类胃癌发生的一级致癌物。专家认为发达国家胃癌病例中的35%、发展中国家胃癌病例中的85%同HP感染有关。

6. 遗传因素

大量的调查资料显示遗传因素也是一种重要的胃癌病因，一般认为胃癌患者亲属的胃癌发病率比对照组高4倍。例如，在拿破仑死因的研究中，发现拿破仑的祖父、父亲、一个兄弟和三个姐妹都是死于胃癌。由此可见，胃癌是有一定遗传风险的，可呈现出家庭聚集性。如果亲属之间有人不幸罹患胃癌，最好的做法是全家人均需到正规的医院去进行一些相关检查，及时排除患病可能。

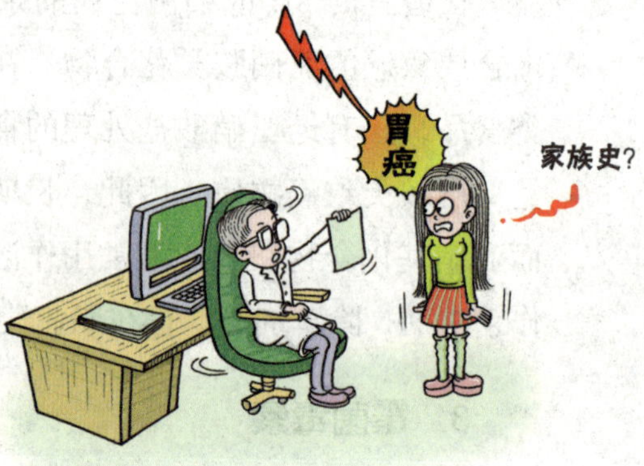

7. 慢性胃炎

胃癌与慢性胃炎，尤其是萎缩性胃炎之间有密切关系。这类胃癌的发生率与萎缩性胃炎的严重程度及病史长短有关。由于患萎缩性胃炎，黏膜功能及结构会发生异常，表现为胃液游离酸减少，胃液内细菌增加，进一步导致亚硝基化合物的合成增加，而亚硝基化合物已被证实可引起胃癌。

8. 其他

有胃黏膜肠上皮化生、胃溃疡、胃息肉等胃病病史的患者也是胃癌的高危人群。

此外，肿瘤的发生还与环境因素（如气候、工作等）、精神因素、年龄、内分泌因素等有一定的关系，诸如此类的因素在一定条件下“发酵”可形成胃癌。由于个体之间存在差异，因此患病因素也因人而异。

总而言之，上述的多个病因，大部分跟饮食有关。俗话说："病从口入。"不可否认，胃癌的发生跟饮食有密切的关系。从中医的角度来看，胃癌的发病应是内外多种因素相互影响造成的。胃气不能正常下降，脾胃无法正常化生气血，造成痰湿在体内形成，并且积聚不散。痰湿阻滞气血，或者瘀热内结，最终造成结聚成块而发病。中医还强调了体虚致病，古人就提到了"壮人无积"，意思就是说体质好的人得癌症的概率相对比较低，所以得癌症的人大多数存在身体亏虚的情况。

因此，想把胃癌"拒之门外"，就离不开合理饮食，健康生活。

（三）幽门螺杆菌会导致胃癌的发生吗

国外的研究中，单独用幽门螺杆菌感染蒙古沙鼠成功诱发了胃癌，在动物实验中直接证实了幽门螺杆菌与胃癌发生有关。不仅如此，国内研究也证实幽门螺杆菌可增加胃癌发病率，根除幽门螺杆菌可降低胃癌发病率。

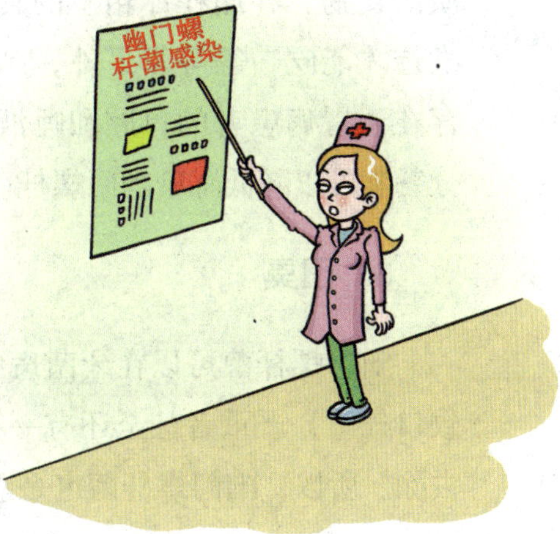

但是这并不代表有了幽门螺杆菌就一定会得胃癌，因为胃癌的发生、发展是一个多因素、多阶段的过程，各种致病因子共同作用促使胃癌的发生、发展。因此，对于幽门螺杆菌应当重视并给予相应的治疗，但不必恐惧。

（四）感染幽门螺杆菌会有哪些症状

幽门螺杆菌病包括由幽门螺杆菌感染引起的胃炎、胃溃疡、淋巴增生性胃淋巴瘤等，如果感染进一步加剧则可能导致胃癌。

如果胃部感染了幽门螺杆菌，患者通常会出现以下症状。

1. 泛酸

幽门螺杆菌会诱发胃泌素大量分泌，导致胃酸过多，表现为泛酸和烧心。

2. 腹痛

由于胃和十二指肠黏膜损伤，有些患者还可出现反复发作性剧烈腹痛、上消化道少量出血等症状。

幽门螺杆菌的传染力很强，可以通过肢体、不洁饮食、餐具、粪便等途径传播。因此，为了防治胃病，我们在日常生活中要养成良好的卫生习惯，如不生吃蔬菜，水果要洗净，不要吃发霉变质的食物，存储在冰箱里的食物要煮熟煮透才能吃，等等。另外，幽门螺杆菌存在于胃病患者的口腔和唾液中，采用分餐制可以降低感染幽门螺杆菌的概率。

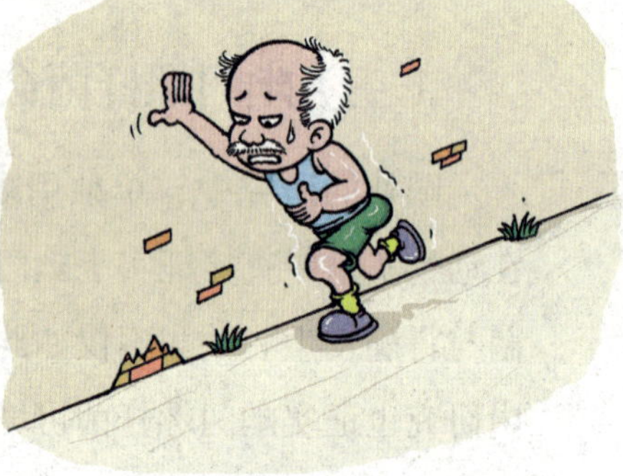

3. 口臭

幽门螺杆菌可以在牙菌斑中生存，如果在口腔内发生感染，可能导致口气重，严重者甚至还有一种特殊口腔异味，无论如何清洁，都无法去除。所以，幽门螺杆菌也是引起口腔异味的直接病菌之一。

4. 积食

食后上腹部饱胀、不适或疼痛，常伴有其他消化不良的症状，如嗳气、腹胀、反酸或食欲减退等。

目前数据表明，幽门螺杆菌在世界不同种族、不同地区的人群中均有感染，可以说是成年人中最广泛的一种慢性细菌性感染。

因此，要防胃癌来侵犯，先将“幽门螺杆菌”全排检。

（五）如何确定自己感染了幽门螺杆菌呢

幽门螺杆菌与胃病关系密切，要知道自己是否感染幽门螺杆菌，可通过一些专业的特殊检查。目前，临床常用的检测幽门螺杆菌的方法较多，包括有创检查及无创检查。

1. 血清幽门螺杆菌抗体检测

通过抽血可以测定是否感染幽门螺杆菌，优点是简单方便，不过它是一种间接的方法，阳性表示曾经感染过幽门螺杆菌，不代表目前仍有幽门螺杆菌存在。

2. ^{14}C 或 ^{13}C 呼气试验

^{14}C 或 ^{13}C 呼气试验属于无创检查方法，被检查者只要口服含有 ^{14}C 或 ^{13}C 的尿素，在胃中会被尿素酶分解为 ^{14}C 或 ^{13}C 从肺中排出，通过机器可以检测出来。阳性说明存在幽门螺杆菌，阴性可排除幽门螺杆菌感染。这是目前临床应用最广泛的一种幽门螺杆菌检测方法。

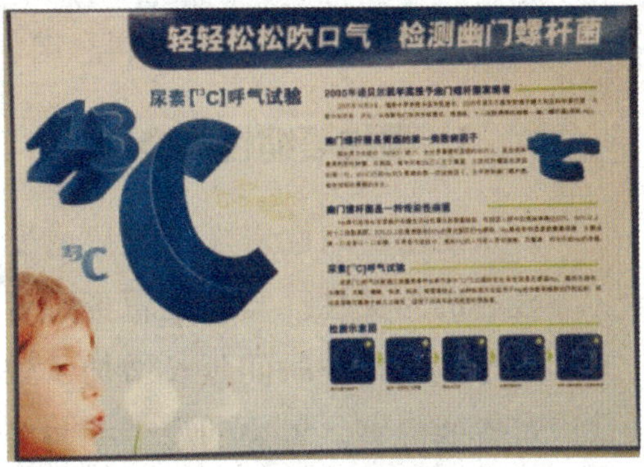

3. 组织学检测

将胃黏膜组织标本切片染色，进行病理组织学检查，阳性说明组织中存在幽门螺杆菌。这种方法阳性率高。

（六）得了胃溃疡会导致胃癌吗

关于胃溃疡能否癌变的问题，一直存在很多争论。多数临床及病理医生认为，仅部分胃癌是由胃溃疡恶变而来的。在慢性溃疡的基础上发生癌变者占 5%，特别是溃疡直径超过 2 厘米更易恶变。癌变发生于溃疡的周围黏膜。这些部位的黏膜在溃疡活动时发生糜烂，在反复破坏和再生的慢性刺激下发生癌变。

十二指肠溃疡只要坚持合理的治疗，是不会恶变成癌的。

胃溃疡是良性病变，而胃癌是恶性疾病。正确地区分两者，关系到如何选择治疗方法。二者在临床表现上往往有许多相似之处，特别是“溃疡型胃癌”就更是如此，极易造成误诊。为了不至于贻误病情，不仅医生应掌握区分两者的本领，患者也要了解有关的知识，以便提高警惕，尽量做到癌症的早期发现、早期治疗。

（七）与胃癌相关的癌前病变还有哪些

想要深入了解胃癌，进而将之“拒之门外”，除了需要了解胃癌的致病因素，我们还必须对胃癌的一些癌前病变有所认识和了解，如慢性萎缩性胃炎、恶性贫血、胃息肉、残胃等。

1. 慢性萎缩性胃炎

慢性萎缩性胃炎与胃癌的发生率呈显著的相关性。萎缩性胃炎患者胃的低酸环境和排空时间延长增加了致癌物质对胃的侵害。胃癌的发生率与萎缩性胃炎的严重程度及病史长短有关。萎缩性胃窦炎常伴肠化生和不典型增生，该处更易发生癌变。

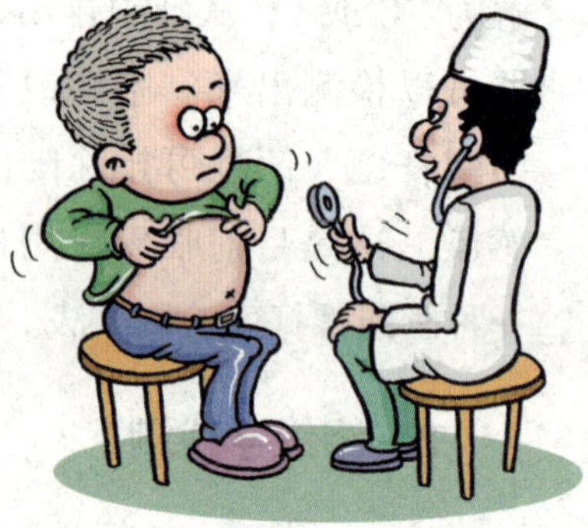

2. 恶性贫血

恶性贫血患者中约 10% 的人会发生胃癌，相当于正常人群的 5～10 倍。

3. 胃息肉

腺瘤型或绒毛型息肉虽然在胃息肉中的比例不高，癌变率却高达

15%～40%。息肉直径大于 2 厘米者癌变率更高。增生性息肉多见，而癌变率仅为 1%。

4. 残胃

胃良性病变手术后残胃发生的癌，称为残胃癌。胃手术后尤其在术后 10 年开始，发生率显著上升。

这些病变都有可能在漫长的病程中转变为胃癌，因此患者在病程中需要积极地治疗。建议大家定期到正规医院进行相关检查，及时发现癌变迹象，将发生胃癌的可能性扼杀在萌芽状态。

（八）胃的恶性肿瘤都叫胃癌吗

胃癌是一种胃的恶性肿瘤，除此之外还有其他类型的恶性肿瘤，常见的包括恶性淋巴瘤、平滑肌肉瘤、胃肠间质瘤等。

恶性淋巴瘤占胃恶性肿瘤的 2%～7%，常广泛侵犯胃壁，形成一大片浅溃疡。主要临床表现为上腹部不适、胃肠道出血及腹部肿块。

平滑肌肉瘤占胃恶性肿瘤的 1%～3%，多发于胃小弯和后壁，突向胃腔生长，表面易溃疡，表现为胃肠道出血。

胃肠间质瘤是胃肠道最常见的间叶源性肿瘤，在生物学行为和临床表现上可以从良性转变至恶性。

因此，不是所有发生在胃的恶性肿瘤都叫胃癌，要在确定病理的基础上再对症下药。

（九）胃癌都有哪些病理类型

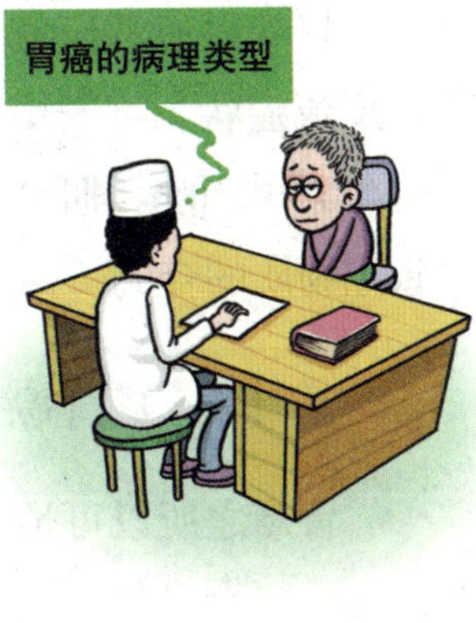

因为不是所有发生在胃的恶性肿瘤都叫胃癌，所以更要“分门别类”加以鉴别。病理检查也成为胃癌诊断的“金标准”，也是指导治疗、判断预后的依据。

根据我国的实际情况，全国胃癌协作组参考世界卫生组织（WHO）与日本胃癌研究会的分类方法，把早期胃癌的组织学类型规定为：乳头状腺癌、管状腺癌（高分化及中等分化）、低分化腺癌、印戒细胞癌、黏膜腺癌、未分化癌及混合型癌。

这些病理类型关系到胃癌的细胞来源、恶性程度、预后以及治疗方案的选择。正所谓“知己知彼，百战不殆”，明确胃癌的病理类型有助于指导治疗方案的选择，便于我们对症下药，因此所有的患者都应做到明确病理诊断。

（十）什么是残胃癌及如何预防

残胃癌（GSC）亦可称为胃手术后胃癌。以下两种情况都称为残胃癌：因胃、十二指肠溃疡等良性病变而进行胃部切除术后 5 年以上，在残胃发生的原发性癌；因胃癌或其他恶性病变而部分切除胃 10 年以上，在残胃发生的原发性癌。

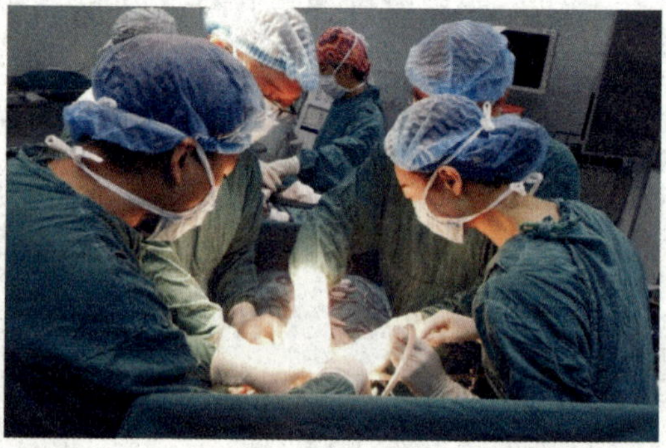

残胃发生癌变的概率约为正常人群的 5 倍，是公认的胃癌癌前状态。残胃癌多发于吻合口，以吻合口胃侧和胃底贲门部最常见。

为预防残胃癌的发生，对胃初次手术后患者每年应复查 1 次，若有不适症状，如消瘦、上腹痛等，应及时行胃镜检查，特别是伴有胃黏膜中度或重度异型增生者要定期复查。

胃术后患者应戒烟、酒，进食易消化食物，少食多餐。假如伴有胆汁反流症状，可服用胃肠动力药，如甲氧氯普胺、多潘立酮等，也可服抗生素甲硝唑，肌注庆大霉素，以减少细菌在胃内生长，减少亚硝胺等致癌物质的合成。

（十一）胃癌会发生转移吗

胃癌之所以可怕，就在于胃癌易发生转移。一滴墨水可以污染一盆清水，癌细胞的转移就像蒲公英的种子离开母体，随风飘到适合的土壤随时可生根发芽。

1. 癌细胞转移的阶段

一般来说，癌细胞进行转移可分为三个阶段，见下表。

阶段	表现
第一个阶段：侵犯	在这个阶段中，癌上皮细胞会松开癌细胞之间的连接，使得癌细胞“重获自由”，从而迅速“逃窜”到其他地方去继续“为非作歹”
第二个阶段：内渗	在这个阶段中，壮大了“队伍”的癌细胞能穿过血管或淋巴管的内皮进入循环系统
第三个阶段：外渗	在这个阶段中，癌细胞穿过微血管的内皮细胞到达其他组织，不断地“开枝散叶”

最后的阶段就是这些癌细胞的“新大陆移民”，在其他组织中继续繁衍，茁壮成长，最终形成转移的恶性肿瘤。

2. 癌细胞转移的途径

常见的癌细胞转移途径有以下三种。

淋巴道转移——侵入淋巴管的癌细胞，随淋巴液到达局部淋巴结“一游”，继续发展可转移到邻近或远处淋巴结。

血道转移——癌细胞直接侵入血管或经淋巴管，随血流到达其他部位“安家落户”。胃肠道癌常转移至肝和肺。

种植转移——从肿瘤表面脱落的瘤细胞在腹腔发生种植性生长，由于重力的缘故，往往种植在腹腔的下部或腹膜。

（十二）胃癌会不会传染

“医生，胃癌会不会传染？我们还能不能在一起吃饭？”这是每一个胃癌患者及家属都非常关心的问题。

其实，胃癌患者与家属并不需要担心这个问题。截至目前，各项研究发现表明——胃癌是不会传染的。虽然在临床观察中发现，胃癌有家族倾向，但家族倾向的重要原因通常是家族成员共有相似的生活环境因素和遗传基因。

也就是说，胃癌不是病毒或细菌，不会传染。

（十三）年轻人患胃癌与老年人患胃癌有何不同

1. 年轻人胃癌的发病情况

近年数据表明，年轻人患胃癌比例相对较低。但由于现代社会压力大、竞争激烈，年轻人中的某些职业，如办公室文员罹患胃癌的比例呈逐年上升的趋势。而且由于年轻人胃癌起病凶险、治疗效果不佳，术后效果往往不尽如人意，因此年轻人对胃癌的预防及诊治也特别重要。

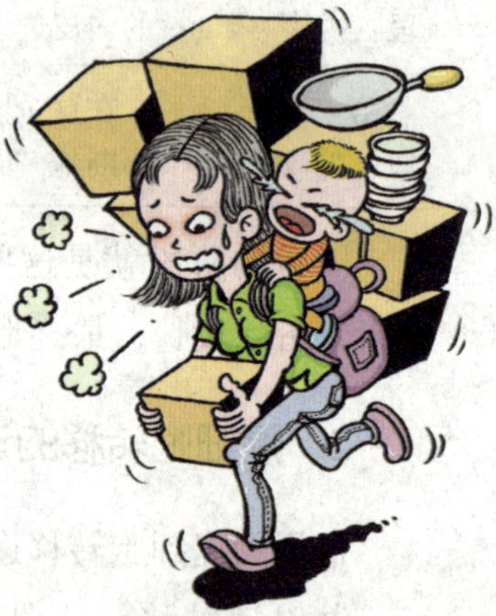

年轻人胃癌中女性发病率较高，可能与现代女性压力过大、饮食不规律、青春期或雌孕激素水平的分泌调节有关。

年轻人胃癌的临床症状多不显著，或出现症状后容易被患者忽略。因为服药后胃部不适可暂时缓解，常被患者误认为是胃炎、胃溃疡，直至病情加重才到医院就诊。

2. 老年人胃癌的发病情况

老年人的病理生理特点与年轻人的不同，其临床表现及术后反应与年轻人大相径庭。首先，老年人由于消化道症状不明显，或是对疾病反应差、行动不便，或是与子女分开居住等种种原因，往往发现症状数月后才去就诊。最常见的症状是腹痛、贫血，有些患者甚至出现重度贫血症状，或是有黑便、呕吐、消瘦、不思饮食等不良反应。由于就诊比较晚，肿瘤也在这一段时间内悄然增大，所以大部分老年人就诊时已经是中晚期，而且肿瘤较大，临床常难以处理，使手术或化疗均陷入两难境地，这时唯一的途径只能通过中西医结合治疗，寻求“带瘤生存”的机会，减轻胃癌所带来的痛苦。

三、胃癌的诊断和治疗

（一）胃癌的临床症状

所有的事情都不是无迹可循的，胃癌降临也有“蛛丝马迹”。这些“蛛丝马迹”，我们要从“胃部不适”这个症状说起。

并不是所有胃病一开始都是胃癌，胃癌的发生和发展是一个缓慢长期的过程。胃癌早期多无明显症状，随病情发展可逐渐出现上腹饱胀不适或隐痛、恶心、嗳气、反酸等非特异性症状，偶尔会有呕吐、食欲减退、大便呈黑色等这些轻微的异常现象。晚期胃癌除上述症状外，还可能发生梗阻及上消化道出血。多数晚期胃癌患者可出现消瘦、乏力、食欲减退、体重减轻等全身症状，病情严重者常伴贫血、浮肿、腹水、发热及恶病质等。

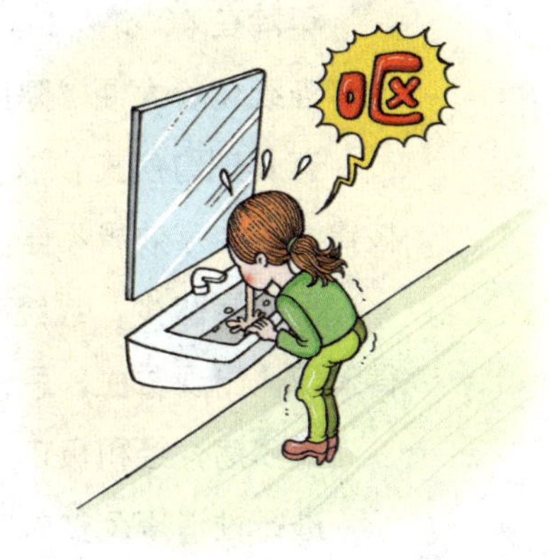

总的来说，胃癌早期多无明显体征，大多数体征仅在胃癌晚期出现。

（二）准确评估是治疗的基础

当医生怀疑患者得了胃癌时，会安排患者进行一系列检查，如抽血检查、CT 检查和胃镜检查等。患者不禁有疑问，为什么要做这么多检查呢？事实上，每一项检查告诉我们的信息是不一样的，下面我们来详细阐明每项检查的必要性。

1. 为什么要抽血检查

虽然胃癌相关标志物种类较多，但均不具备特异性，因此需结合几类不同标志物做综合判断才能发挥一定的辅助参考作用，如癌胚抗原（CEA）、糖类抗原 72-4（CA72-4）、糖类抗原 19-9（CA19-9）、糖类抗原 50（CA-50）、胃癌相关抗原（MG7）等。这些指标可用于治疗过程中动态的观察，评估治疗的效果及预后分析。

此外，血液分析、肝肾功能、凝血功能指标可以了解患者的全身状态，作为制定治疗方案的参考。

专家建议

如果你有以下情况，快去医院看个“平安诊”吧。

年龄在 40 岁以上，无胃病史，突然食欲欠佳，饭后饱胀，上腹部隐痛或消瘦，特别是嗳气有酸臭及蛋臭味气体。

年龄在 40 岁以上，有胃病史，突然消化道出血（吐血或黑便），或者连续化验大便“隐血”阳性，持续两周以上。

有长期胃病史，以往的疼痛规律突然改变，或转为持续性隐痛，按胃溃疡治疗效果不佳。

平时胃酸少，或经确诊为萎缩性胃炎或胃黏膜上皮增生，突然变得消瘦，出现贫血，忌食油腻或消化不良症状加重。

胃溃疡，经积极正规治疗两个月以上不愈者。

进行性消瘦及贫血，伴消化不良症状者。

其他具有癌前病变（慢性萎缩性胃炎、残胃、胃溃疡、胃息肉等）的患者更是胃癌的高危人群，应作为胃癌预防的重点人群，定期检查，积极治疗，最好每年做一次胃镜检查。

2. 为什么要做胃镜检查呢

在做胃镜检查的过程中，如果医生发现你的胃里有可疑病灶，会用一个小钳子取几块组织去做病理检查。对于胃癌这种恶性疾病来说，意义更加重要。因此，胃镜检查是诊断胃癌必不可少的一项检查。此外，现在医疗技术日新月异，不断发展，随着无痛胃镜技术的普及，胃镜检查的不适程度早已大大下降。

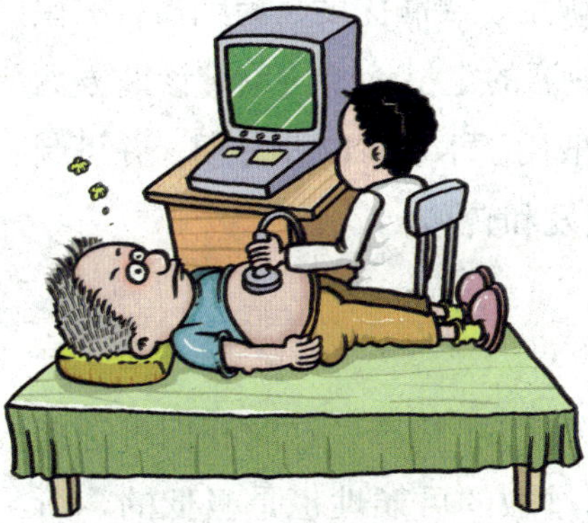

目前，胶囊内镜及超声内镜检查的应用日益广泛。胶囊内镜可以避免食管插管的不适，但胶囊内镜不能替代胃镜下活检。超声内镜既可直接观察胃肠黏膜，又可利用超声探查胃肠壁结构及邻近器官，因而在胃镜检查中日益普及。

看到这里我们不禁有另一个疑问：如此“神通广大”的超声胃镜究竟是什么？

其实，超声胃镜是于20世纪80年代中后期发展起来的，它具有内镜与超声波检查的双重功能，即在电子胃镜前端安装上同频率的超声探头。

超声胃镜除了能非常清楚地观察食管和胃肠黏膜表面的微小病变外，还可进行超声扫描，在判断病变浸润深度方面具有突出的优越性。

总而言之，胃镜检查是诊断胃癌必不可少的一项检查，随着医学科技的进步，带来了更为准确、更为舒适的“超声胃镜”。因此，大家可有多一个选择。

3. 为什么要做CT检查

为什么要做CT检查？CT检查不是有放射性么，对身体有没有什么损害？

CT检查对于胃癌等疾病的诊断和分期有着举足轻重的作用。

准确地分期可以指导治疗。为求全面评估患者肿瘤的大小、临床分期及随访回顾病情，我们还需采用增强 CT、MRI（核磁共振）或两者任选其一进行检查。因为这两项检查对胃癌的诊断及手术前后、术后随访的评估有着重要的意义。

因为增强 CT 对胃癌的定位、范围的确定、浸润深度、周围器官的侵犯、淋巴结转移有极大的临床价值，在肿瘤的定位诊断与鉴别诊断方面亦有一定的意义，所以胃癌的 CT 检查一般用于术前诊断及分期，并可制定治疗方案、评价治疗效果及监测有无复发和转移。

4. 为什么要做 MRI

如果患者对碘造影剂过敏，就不能选择 CT 检查，这时我们可选择 MRI 检查。MRI 没有放射性，对造影剂过敏的可能性也是极低的。所以，MRI 是除 CT 以外的另外一种选择。

MRI 可以明确胃癌的位置、形态，以及胃腔大小、范围，提供占位性病变的可靠信息。除此之外，还可对周围淋巴做出判断，对胃癌的分期准确率比较高。但缺点就是，由于扫描时间长，受各种运动伪影的影响较明显，因此 MRI 对胃肠道病灶的检查应用有限。

所以 CT 和 MRI 就像是不同分辨率的两台相机，各有所长。

5. 为什么要做 PET-CT

近年来，正电子发射计算机断层扫描成像（PET）已经广泛应用于各种肿瘤的诊断及分期，尤其结合 CT 图像，可以更精确了解肿瘤发生的部位及淋巴结转移的情况。PET-CT 结合应用已经成为胃癌术前分期的一个重要手段，特别对淋巴结转移病灶及腹腔转移存在与否的评估有实际意义。

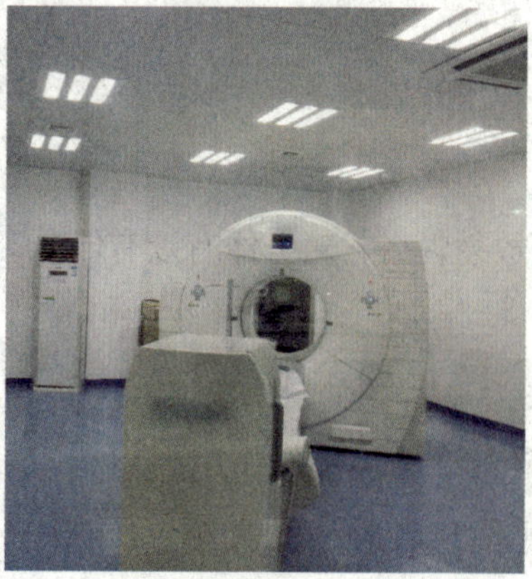

PET-CT 在疾病的早期阶段就能观察到功能代谢异常。疾病的早期发现、早期治疗对提高临床治愈率至关重要。

6. 为什么需要做病理检查

到目前为止，病理诊断是诊断胃癌等恶性肿瘤的金标准，是制定治疗方案的最主要依据。

近年来通过钳取病灶活检，也就是通过胃黏膜活组织检查可以大大提高病理的确诊度。胃黏膜组织可通过胃镜、超声内镜、腹腔镜等检查获得。

7. 为什么有时候活检没有阳性结果

内镜医师首先通过内镜肉眼观察，发现可疑的部位后，针对可疑部位进行内镜病理活检。但是有时候病灶就像一个变质的月饼，活检就像寻找月饼变质的部位，很少能一击即中，发现变质部位。所以对于怀疑恶变的病灶，内镜医生往往要通过多次活检，取 4 ～ 6 块组织标本来提高病理的阳性检出率，但是即便如此，仍有可能钳取到的都是正常的“月饼”。所以胃镜活检阴性并不能完全排除胃癌。

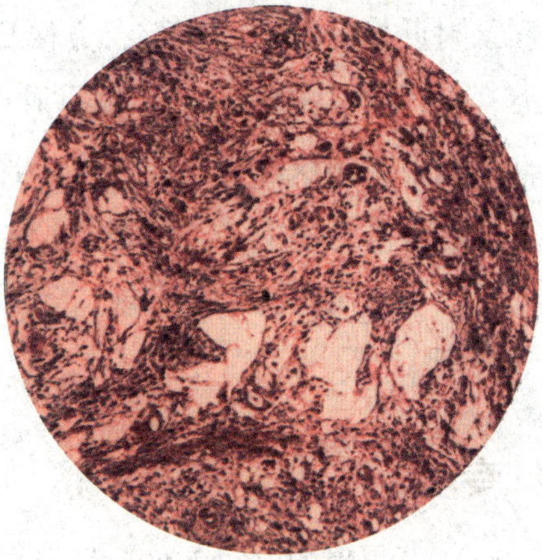

对于怀疑胃癌的患者，一次内镜活检阴性，可重复胃镜活检，以排除诊断。特别对于胃溃疡患者，必须复查胃镜检查，明确溃疡愈合情况，如果愈合不佳，需特别当心溃疡恶变。对于高度怀疑胃癌，但是经过反复内镜活检仍无法确诊的患者，可结合超声内镜、CT、PET-CT 等检查协助诊治。

知己知彼，方能百战不殆，准确的评估是治疗的基础。磨刀不误砍柴工，只有选择恰当的检查方式，才能对病理分期、治疗方式的选择，以及预后达到事半功倍、对症下药的效果。

（三）规范的治疗方案是疗效的保证

1. 写在治疗之前

当患者被诊断为胃癌时，患者和家属不可避免地处于一种慌乱的状态。会产生怎么去看医生、去哪家医院看等诸多焦虑和疑问。

曾经有一个患者在广州确诊后，没有马上选择治疗方案，而是辗转于北京、上海，为了寻找更好的医生。整个过程长途跋涉，颠簸劳累，重复检查，浪费了整整一个月的时间。然而除了得到相同的诊断结果和治疗方案外，也使病情进一步恶化。为了避免类似的情况再次发生，在此提供几条建议供大家参考。

首先，寻找一到两家三甲的肿瘤专科医院或者有肿瘤科的综合性医院进行确诊。还可以找一家中医院进行中西医结合治疗，此外还需要在家附近找一家社区医院，方便日常的复查或者护理。

其次，中医药治疗也是肿瘤治疗的重要组成部分。所以在整个治疗过程中，建议患者尽早接受中医药治疗。

最后，社区医院可以提供一些基础检查或者便捷的护理措施。如化疗后定期复查血常规、有深静脉置管的患者做管道护理或造口的护理。

专家建议

胃癌的治疗就像一场持久战，所以要选择好的医院和医生。治疗前既往的各种病历、检查结果都要带上，向医生详细叙述发病和治疗的整个过程，以便医生在最短时间内掌握病程，提供合适的治疗方案。

2. 如何选择治疗方案

当无情的事实摆在面前，我们该如何治疗？摆在面前的治疗方案有手术、化疗、放疗、靶向治疗、免疫治疗、介入治疗……林林总总，种类繁多，面对这一切究竟该如何选择？

肿瘤是一种疑难杂症，单一的治疗手段很难让患者彻底解决问题。所以现在肿瘤的治疗，是根据病理学类型和临床分期采取多学科的综合治疗手段。将手术、化疗、放疗、生物靶向、微创治疗和中医药治疗等治疗手段有计划、合理地结合起来，达到根治或者最大限度地控制肿瘤，延长患者的生存期，改善其生活质量的目的。

不同的临床分期和病理学类型决定不同的治疗方案，以下是常见的几种治疗方案。

（1）在疾病的早期，没有淋巴结转移时，可根据肿瘤的侵犯深度，考虑胃镜下治疗或者手术治疗的方式，而且术后没有辅助放疗或化疗的必要。

（2）对于局部进展期胃癌或已经有淋巴结转移的早期胃癌，应当采取以手术为主的综合治疗方式。具体根据肿瘤侵犯深度及是否伴有淋巴结转移，可考虑直接做根治性手术，还是在手术前先行辅助化疗，待肿瘤缩小后，再考虑根治性的手术治疗。成功实施根治性手术之后，需根据术后病理分期来决定是否行辅助治疗方案，包括辅助化疗，必要时考虑辅助放疗。

（3）对于一些复发的和转移性胃癌，应当采取以药物治疗为主的综合治疗手段。在恰当的时机给予姑息性手术、放疗、介入治疗、射频治疗等局部治疗，同时也应当积极给予止痛、止呕、营养支持等最佳支持治疗。

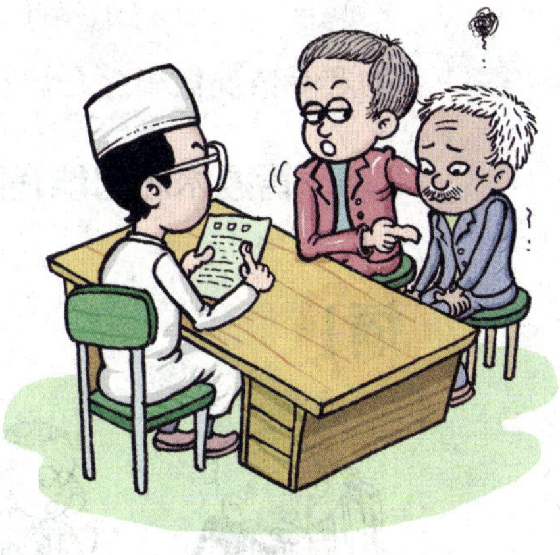

在整个治疗过程中可通过服用中药减少不适反应。已进行手术治疗的患者可以服用中药帮助伤口愈合，减轻术后的胃肠道反应，做放疗或化疗的患者则可以通过中医药治疗减轻呕吐、食欲欠佳、贫血、抵抗力下降等不良反应，尽快恢复正常的生活状态。

3. 胃癌有哪些手术治疗方式

在目前的治疗手段中，手术切除是胃癌的主要治疗手段，也是目前治愈胃癌的唯一方法。胃癌手术分为根治性手术与姑息性手术，应当力争做根治性手术。

（1）根治性手术，又称治愈性手术。胃癌的治愈性手术是将原发肿瘤与转移淋巴结以及受侵犯的周围组织一并切除，以达到治愈的目的。

（2）姑息性手术。如果有肿瘤过大、侵犯周围器官、有淋巴结和远处转移等原因不适合行根治性手术，可以行姑息性手术治疗。其目的主要在于缓解临床症状，提高生活质量，延长患者生存期。姑息性手术主要包括姑息性切除术、胃空肠吻合术、空肠营养管置入术等三部分。

姑息性手术的主要目的是提高患者的生存质量，经术后长期随访发现，再次发生吻合口狭窄的患者较少；出院后因肿瘤呕血或高度贫血需要输血的也较小。患者可以有较长的经口进食的时期，且较少需要输血，明显改善了生活质量，患者的生活质量评价分析研究也证实了这一点。

总而言之，根治性手术与姑息性手术各有其适应证，医生会根据患者的实际情况做出综合评价和选择。

4. 胃癌术后可能有哪些不适

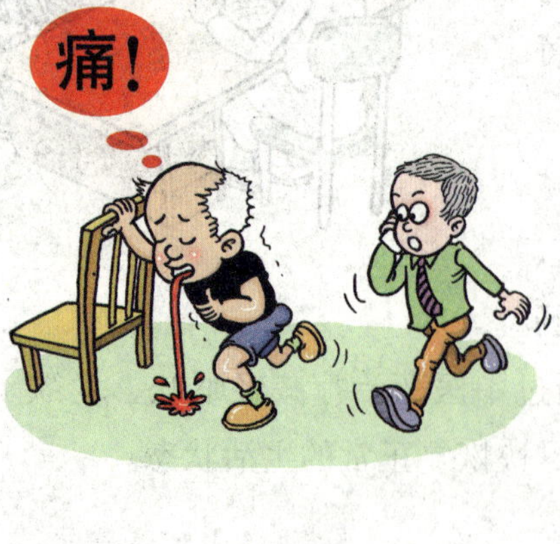

胃癌患者做了手术切除后可能有一些不舒服，也有极少数会引起严重的并发症。常见的不适症状有以下五方面。

（1）术后刀口疼痛：一般在麻醉药物作用消失后会感到术口轻度疼痛。疼痛严重者可用镇静止痛剂；如

3～4 天后术口疼痛加重，要及时报告医生，检查手术切口，注意是否发生感染。

（2）术后腹痛：一般较轻。如术后 3 天不减轻，而且加重，伴恶心、呕吐、腹胀等，注意有无肠梗阻或腹腔感染，应及时检查并给予处理。

（3）术后腹胀：手术过程中，胃及肠管会受到较多刺激，使胃肠蠕动功能受抑制，导致消化道积气过多而引起腹胀。大多在 24～48 小时后胃肠蠕动恢复，腹胀也随之消失。

（4）术后呕吐：一般不会有呕吐，如果发现频繁的呕吐，应注意呕吐物的量和颜色，以确定是不是发生肠梗阻或吻合口出血。

（5）术口及引流物处理：术后 2～3 天术口疼痛消失或减轻，6～7 天伤口愈合可以拆线。对于全身营养状况差、腹压较高或有切口感染者，做完必要处理后可延长拆线时间。

胃癌术后或多或少会有短期的不适反应，患者与家属不必太慌张。但是如果不适反应剧烈，且持续时间较长，建议及时咨询医生，进行检查。

5. 胃癌术后有哪些常见的并发症

并发症指由于一种疾病在发展过程中引起的另外一种疾病或者症状。胃癌术后常见的并发症有吻合口瘘、胃出血、胃瘫、肠梗阻、倾倒综合征等。

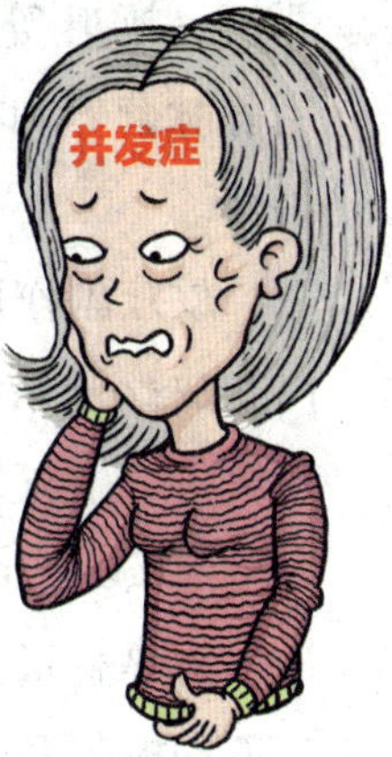

（1）吻合口瘘。这是胃癌术后较严重的并发症。吻合口瘘易发生在术后 1 周左右。若全胃切除患者术前营养差，较易发生吻合口瘘。其症状为突然剧烈腹痛、腹肌紧张、体温升高，此时不能盲目打止痛针，应及时报告医生，及早确诊。

（2）胃出血。手术后胃出血也是常见的并发症。渗血少的患者使用止血药即可止血，严重者甚至需要再次手术。

（3）胃瘫。胃瘫的主要表现为反复的呃逆、呕吐，甚至出现食物反流。因为胃里存储着大量的胃液，插入胃管后，可以抽出大量的胃液。治疗上需要补充充分的营养，还可以加上中医的针灸治疗来促进胃的蠕动。

（4）肠梗阻。肠梗阻的发生原因较为复杂。在术后十余天内出现的，可能是假性梗阻，可以通过保守治疗缓解。但是如果出现进行性加重的腹胀、腹痛，就可能出现肠管坏死；更为严重的可能出现休克等危急重症，此时就需要紧急手术。

（5）倾倒综合征。胃大部分切除后，由于丧失幽门括约肌的控制，致使食物过快地进入空肠，大量未磨碎的食物进入小肠，同时促进肠管蠕动增快，可能引起腹泻。

6. 胃癌可以用放疗吗

就像我们日常生活中用红外线、紫外线“杀毒”一样，放疗是使用射线照射肿瘤，使肿瘤细胞死亡的方法。但是胃腺癌对放疗的敏感低，而且胃黏膜和胃壁对放射线的耐受性有限，因此在胃癌的治疗中很少将放疗作为主要的治疗方法，大多是配合其他的疗法起到协同作用。

放疗的并发症一般不严重。不良反应主要包括白细胞减少、疲乏、恶心、呕吐等。因为放疗过程中要补充大量的热量，所以必要时要使用静脉营养和补充足量的维生素。出现腹泻的患者，需要适当地使用止泻药。

放疗副作用，中医有妙方。中医认为放疗是热毒，会耗气伤阴。所以在放疗开始的时候就可以服用清热解毒、益气养阴的中药，以下药方可泡茶饮或用作食疗。

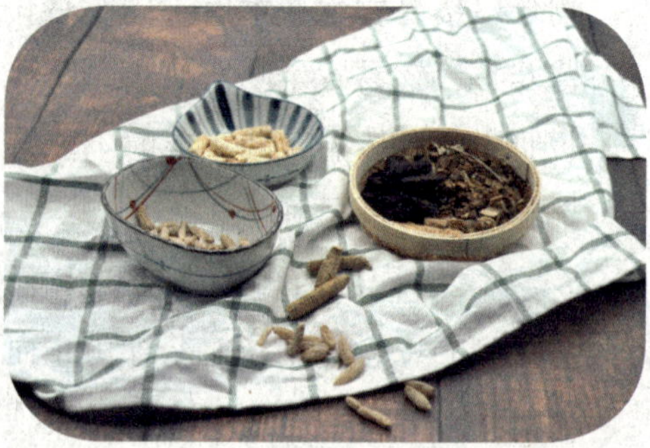

清热解毒：金银花、连翘、蒲公英、板蓝根。

益气养阴：生地、麦冬、石斛、芦根。

凉补气阴：西洋参、五指毛桃、丹参、沙参。

滋补肝肾：枸杞子、女贞子、山茱萸。

7. 化疗——一种全身性治疗

（1）胃癌有哪些化疗模式呢？胃癌的化疗方案分为姑息化疗、辅助化疗和新辅助化疗。化疗前会充分考虑患者的患病时间、体力状况、生活质量及患者本身的意愿，避免治疗过度或治疗不足，因此患者不必太过担心。此外，医生会及时评估化疗疗效，密切监测及防治不良反应，并适当调整化疗药物的搭配和药物的使用剂量。

（2）为什么有的患者需要在手术前化疗？手术前的化疗，称为新辅助化疗，其目的是通过化疗缩小肿瘤，让局部肿瘤更容易被手术完全地切除，提高手术根治的概率，减少肿瘤在体内散播的可能性。在手术或放疗前先以全身化疗为第一步治疗，在手术或加放疗后继续进行全程化疗。

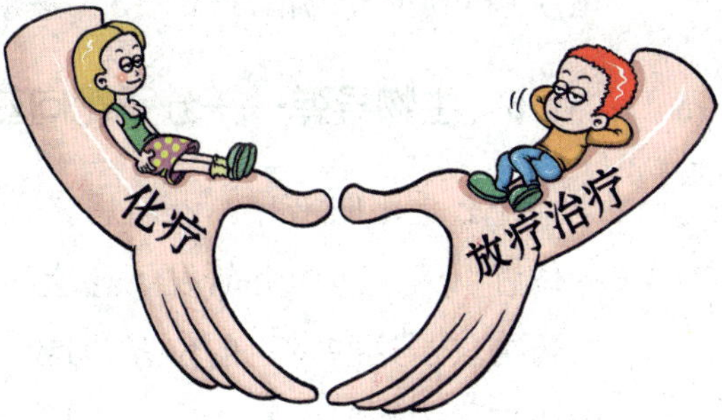

（3）为什么有的患者需要在手术后化疗？一般是指根治性切除后的辅助化疗，化疗的目的是杀灭超出手术视野、腹腔种植、有肝脏转移的肿瘤细胞，以减少肿瘤复发和转移，延长生存时间。

（4）什么是姑息性化疗？对肿瘤姑息性切除后或未能切除肿瘤的化疗称为姑息性化疗，化疗的目的是杀灭或抑制肿瘤，减轻患者的痛苦，延长患者的生存期。适用这种治疗手段的患者病情多属于晚期，或因患者自身基础条件太差不能进行根治性手术（如心肺功能差，不能耐受全麻手术），所以即使通过化疗也不可能达到根治的目的。合理的化疗，其作用是缓解肿瘤导致的临床症状，改善生活质量，延长生存时间。

（5）化疗能够把所有肿瘤细胞都杀死吗？经常有患者及家属问医生："大夫，打了这么多次化疗，是不是就没有肿瘤了？"答案是否定的。化疗药是不能够一次性杀灭所有肿瘤细胞的。因为化疗药只对处于增殖期的肿瘤细胞起作用，而对于休眠期的肿瘤细胞是不起作用的。

此外，化疗药每次只能杀灭一定比例的肿瘤细胞，所以每次都会剩下一定比例的肿瘤细胞不能被杀灭。那么，剩下的肿瘤细胞怎么办？

这就决定了患者需要进行多个疗程的化疗，以期最大限度地控制肿瘤。正是因为化疗无法将肿瘤全部消灭，剩下的肿瘤细胞还需要通过自身的免疫细胞进行清除，这是化疗自身的局限性，也是我们强调尽早使用中医药联合治疗的目的。这样一方面可以减轻化疗过程中的不适反应，另一方面在化疗期间以及化疗结束后能帮助人体恢复自身正气，调节人体的免疫功能，使机体自身的免疫机制可以监视并清除“漏网之鱼”，达到更好的治疗效果。

8. 生物导弹——分子靶向药物

什么是靶向治疗？顾名思义，是指人们在肿瘤细胞中找到一些特定的位置（靶点），并研发了相应的药物攻击这些特定的位置，这些药物称为靶向药物，这一治疗过程就是靶向治疗。

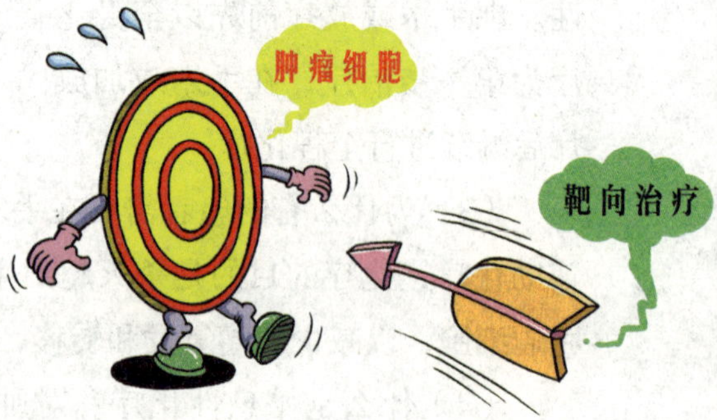

目前比较公认的有抗 HER-2 单克隆抗体，代表药物为曲妥珠单抗（赫赛汀）。联合化疗在 HER-2 过表达晚期胃癌中的疗效显著优于单纯化疗。值得一提的是，阿帕替尼是我国自主研发的治疗胃癌的靶向药。该药也是胃癌靶向药物中唯一可口服的制剂，可以方便患者用药，只要定期复查即可。

9. 什么是基因治疗

基因治疗（gene therapy）是利用分子生物学方法将“间谍”（目的基因）导入患者体内，使“间谍”诱导肿瘤细胞或者抑制其分裂生长的速度，从而使疾病得到治疗的一种现代医学和分子生物学相结合而诞生的新技术。

基因治疗作为疾病治疗的新手段，已有一些成功的应用，并且随着科学技术的突破将继续推动基因治疗向主流医疗发展。但目前因机理复杂，仍处于实验阶段，未能广泛应用于临床。

10. 什么是免疫治疗

一个人在生长发育过程中，免疫系统通过对人体内环境的识别，把机体区分为自我和非我两个组成部分。对异源蛋白、细菌或病毒等外来侵袭物，自然免疫和诱发免疫会自动将它们清除。

然而，肿瘤细胞是从人自身细胞中分化出来的，因此免疫系统或多或少地把肿瘤细胞当作自身的一部分，有时对于肿瘤细胞真假难辨，未能把肿瘤细胞当作异类，因而免疫系统不能及时地清除肿瘤细胞，给肿瘤细胞继续发展的机会，进而“占山为王”。

免疫治疗的目的就是让机体的免疫功能恢复到高度警惕状态，使之能够甄别肿瘤细胞，或是帮助机体直接识别肿瘤抗原，然后利用细胞和体液免疫的功能将肿瘤细胞逐一清除。

11. 什么是最佳支持治疗

胃癌患者易出现恶心、呕吐、腹胀、腹痛、贫血、乏力、情绪低落等症状，为帮助患者缓解症状、减轻痛苦、改善生活质量，应当在选择治疗方案、判断疗效时统筹考虑，包括改善营养状况、纠正贫血、改善食欲、缓解梗阻、镇痛、心理治疗等，这一系列治疗只针对患者的不适症状进行处理，属于辅助治疗，故称为最佳支持治疗。

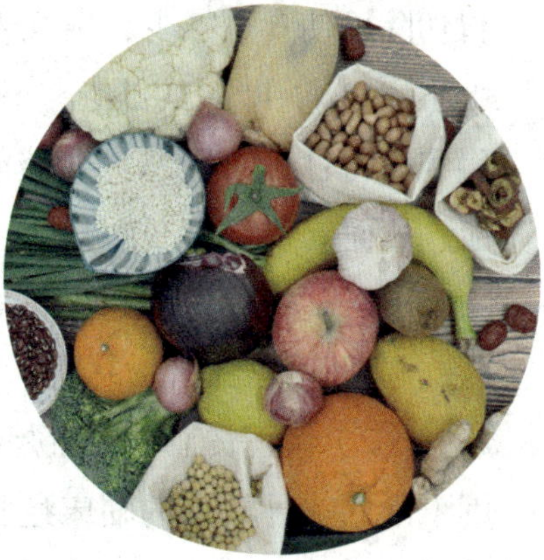

（1）营养支持。营养支持在肿瘤的术前、术后，以及晚期肿瘤的治疗过程中，都起着重要的作用，特别是对于一些在早期就出现明显的消化不良并伴有

体重明显下降的患者。因此，所有需要进行抗癌治疗的患者都应该进行营养状况的评价。没有或仅有轻度营养不良的患者只需要进行膳食调整，中度营养不良的患者需要营养补充，而重度营养不良的患者应请营养专家会诊并做进一步的营养评价，制定适宜的营养摄取方案。

肿瘤患者是营养不良的高发人群，忽视营养问题，错过营养给予的时机，肿瘤患者将为此付出惨痛的代价。约 25% 的肿瘤患者直接死于营养不良，而非肿瘤本身。所以营养支持对于肿瘤患者来说，等于肿瘤治疗的一部分，不容忽视，肿瘤患者营养不良在 2002 年被列为国人十大营养问题之一。对于胃癌来说，营养支持更为重要。

此外，胃肠道（如食道和贲门部）肿瘤导致部分或完全性消化道梗阻，引起腹部不适、恶心、呕吐等，也会影响食欲。

肿瘤还会从多方面影响吸收功能。例如盲袢综合征因细菌过度繁殖可导致吸收不良和维生素 K 缺乏，有胆道阻塞的患者会出现脂肪痢，肠外瘘引起大量营养素丢失以及严重的水、电解质紊乱。

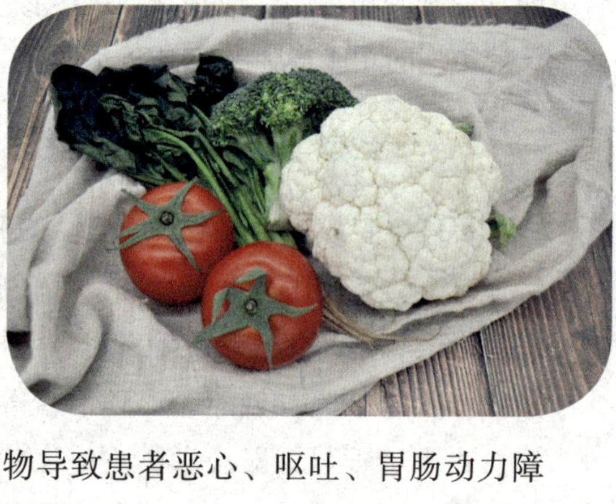

抗癌治疗（如手术）会延迟经口进食时间，当并发消化道瘘、吻合口瘘和感染等情况时，不能进食的时间可能会持续数周。对肿瘤所在器官的切除，如胃切除可使食量减少，出现铁、维生素 B_{12}、叶酸的缺乏。化疗药物导致患者恶心、呕吐、胃肠动力障碍和获得性食物厌恶。盆腔或腹部放疗会有腹泻、肠炎、吸收不良等反应，从而导致营养不良。

中医食疗可以起到很好的辅助作用，例如肿瘤术后，宜多服养血柔肝、调理脾胃之品，如橘子、大枣、菠菜、蜂蜜等。

（2）纠正贫血。贫血是指人体外周血红细胞容量减少，低于正常范围下限的一种常见的临床症状。对于胃癌患者来说，其外在表现为脸颊苍白、甲床苍白、乏力、食欲不振、心慌等。有些贫血患者则有明显的失血表现，如呕血、黑便等，也可以是长期的慢性消化道出血，临床表现不明显。

对于可以进食的患者，可以给予补充 B 族维生素、叶酸及铁剂等来补充造血的原材料。当血红蛋白低于 70 g/L 时，可考虑给予输红细胞以提高血液的携氧能力。另外，一些补血的中药，比如阿胶、熟地黄、当归、白芍、龙眼肉、大枣等，用来煲汤或者代茶饮，也会帮助患者改善贫血症状。

12. 面对癌痛，该如何对待

1986 年世界卫生组织（WHO）推荐的三阶梯止痛法，已将临床疼痛治疗列入世界范围内解决肿瘤问题的四个重点之一。通过按时使用镇痛药治疗，90% 以上的癌症患者可以得到缓解，而且还有部分患者由于疼痛的消失，使信心增加，生活质量得以改善，生存期延长。

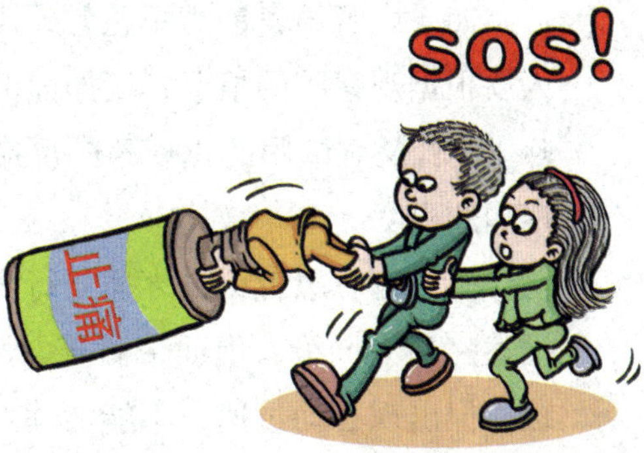

在肿瘤患者中，疼痛可以说是最常见的症状之一。据世界卫生组织统计，接受积极抗癌治疗的患者中约 1/3 存在中度至重度的癌性疼痛，在癌症晚期患者中这个比例可高达 60%。可见，疼痛是中晚期癌症患者较普遍存在的问题。

（1）如何准确地描述感觉到的疼痛？一份详尽的疼痛病史是一把控制癌痛的钥匙。癌症疼痛的评估是治疗极为重要的第一步，对疼痛的充分评价是确定治疗方案的决定性因素。因此，在癌痛治疗前，必须在医生的协助下对疼痛做出详尽而全面的评估。

肿瘤科医生经常使用两种分级法（量表）来帮助评估疼痛程度。

①根据主诉疼痛程度分级法，简称 4 级法（见下表）。

级别	表现
0 级	无痛
1 级（轻度）	虽有疼痛但可忍受，不影响睡眠，可正常生活
2 级（中度）	疼痛明显，不能忍受，睡眠受干扰，要求服用止痛药
3 级（重度）	疼痛剧烈，不能忍受，睡眠严重受干扰，需用止痛药物，可伴有自主神经功能紊乱或被动体位

②数字疼痛程度分级法（NRS），简称 10 级法。

如下图所示，用 0～10 的数字代表不同程度的疼痛，0 为无痛，10 为最剧烈的疼痛，也就是患者曾经感受到，或想象到的最剧烈的疼痛。

如果患者语言能力不正常，不能描述自己的疼痛，这时照顾患者的人要根据观察到的情况，诸如面部表情（如皱眉）、发出的声音（如呻吟），以及对试用的止痛药的反应等进行反馈，这些都有助于医生评估疼痛的程度。

偶尔也有患者诉说疼痛与行为表现不符的情况，例如有些患者可能描述疼痛为 8 级，但面带微笑，活动自如。相反有些患者描述疼痛为 2 级，但出现心动过速、不能活动、出虚汗的情况。总之，患者在与医生讨论和治疗疼痛时，患者应当意识到准确描述疼痛的重要性，从而避免淡化或夸大疼痛，导致疼痛药物的不恰当使用。

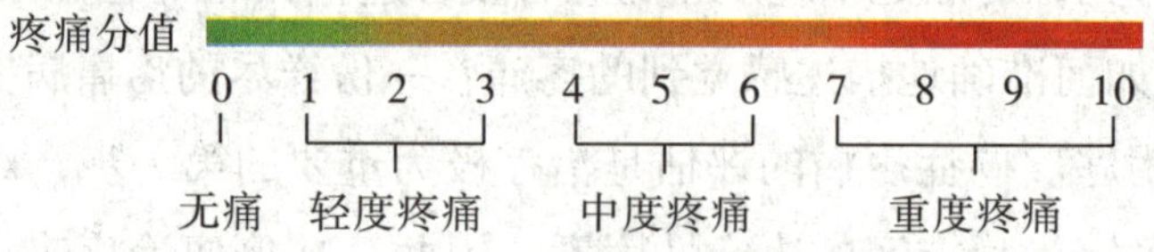

（2）为什么晚上疼痛比白天严重呢？作为医生，常听到有癌痛的患者反映，晚上的疼痛比白天严重。难道“癌痛”也像“老鼠”一样昼伏夜出吗？

事实上，这是患者对疼痛注意力关注的问题。白天人们有各种活动，加上光线、声音的刺激，这些都会分散患者对疼痛的注意力。到了晚上，停止了活动，夜深人静时，没有了各种刺激，注意力自然而然地就集中到了疼痛的感受上，因而产生疼痛加重的感觉。

（3）服用止痛药会上瘾吗？在使用止痛药时，患者常常担心会成瘾。成瘾性是指患者对药物产生了生理上的依赖，与习惯性的根本区别在于停药后会产生戒断症状。

患者不必担心，因为所应用的止痛药物有口服和外用给药两种方式，大大减少了患者的依赖性。与静脉注射药物所造成的强烈欣快感相比，其生理依赖要小得多。此外，随着肿瘤的逐步控制，止痛药可以随着疼痛的减轻而逐步减少使用，不会过量应用。有时患者觉得离不开止痛药并非生理上成瘾，而是心理上的依赖，这时只要做好心理疏导，便可逐渐摆脱这种依赖性。

（四）中医药治疗胃癌

“中药很苦，很难喝吧？”

“中医能不能治疗胃癌？”

“患者已经行手术和化疗，不用中药治疗了吧。”

“医生，你就用中药给我们调理吧。”

“这个病，我们没有什么治疗方法，你们去找中医看看吧。”

……

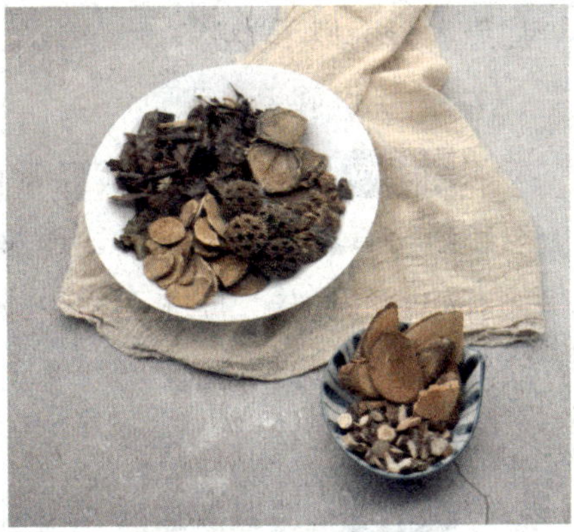

在临床上，常常碰到以上这些问题，根本原因就是对中医一知半解，存在许多认识上的误区。

事实上，中医在胃癌的治疗中起着重要的作用。在目前的中西医结合治疗中，中医的治疗贯穿整个治疗过程。如在早期患者中，可以预防术后复发转移；对晚期的患者，联合化疗可以起到增效减毒的作用，提高治疗效果，减轻化疗的毒副作用。对姑息治疗的患者可以通过辨证论治，达到减轻患者症状，提高生活质量的目的。

一提到中医，黑苦的汤药早已深入人心。其实，中医治疗肿瘤的方法除了汤药外还有许多，如中成药、外用中药、针灸、食疗、中医五行音乐治疗等，这些方法均能在肿瘤的治疗过程中发挥良好的作用。通过不同的中医治疗方法，相互配合，可以明显减轻临床症状，调动机体内部的正气来对抗癌症，达到扶正祛邪的目的。

1. 中医怎么认识胃癌

关于胃癌的成因，中医认为大多是因为情志不舒，饮食不节，导致了脾胃功能紊乱，使得痰凝气滞，热毒血瘀，交阻于胃，积聚成块；而正气亏虚、脏腑功能失调是发病的内在原因。

2. 中医是怎么治疗胃癌的

现在，中医在胃癌治疗中显示出极好的效果，成为胃癌治疗不可或缺的重要治疗手段之一。随着医学的进步，中医的全身扶正治疗与西医的手术、化疗相结合已成为肿瘤综合治疗的趋势，它能取得单一治疗手段无法代替的临床疗效，其目的在于最大限度地提高患者的生存质量。

与其他疗法相比，中药治疗癌症重在扶持正气，增强机体的免疫力，并且没有毒副作用。中医根据患者的临床表现辨证施治，一般将癌症患者分为以下类型。

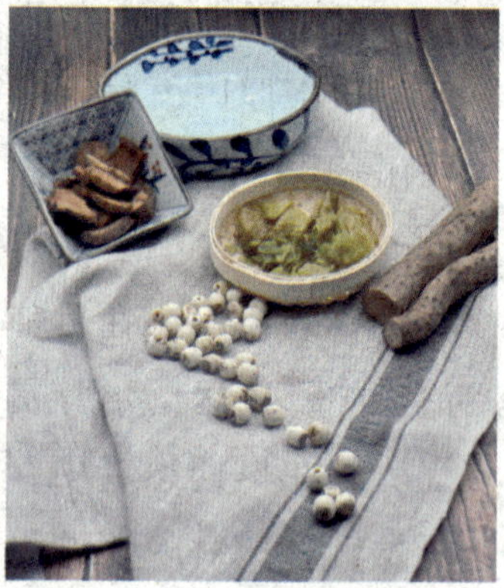

（1）肝脾不和型。

症状 患者平时就经常闷闷不乐，易怒，经常胃脘胀满或疼痛，连及两胁，嗳气时伴有酸腐的臭味，吃东西很少或呕吐反胃，舌淡红，苔薄黄，脉弦。

治法 疏肝和胃。

方药 逍遥散加减。

功效　柴胡是疏肝理气的重要药物，和白芍、白术、茯苓、甘草、生姜、薄荷等相配可以起到疏肝和胃的作用。若呕吐可加法半夏、旋覆花以降气止呕；胀痛严重可加用延胡索。嗳气伴有酸腐，胃胀满，积食，消化不良，可用鸡内金、山楂、谷芽、麦芽等。胃中嘈杂，口干，舌红少苔，则用麦冬、石斛泡水代茶饮。

（2）痰湿内结型。

症状　患者脘腹部胀满，食欲很差，腹部作胀，经常口里有黏痰，甚至会吐黏痰，呕吐出隔夜的食物，大便稀烂，舌苔白腻，脉弦滑。

治法　健脾和胃，理气化痰。

方药　二陈汤加减。

功效　常见行气的药物有枳实、厚朴、木香等。还有一些温热燥湿的药物，如法半夏、陈皮等。有些人不但湿气重，还怕冷，喜欢喝热水，舌头很淡，没有味道，大便稀溏，这就属于阳虚，可加干姜、草豆蔻、苍术等。补阳的药物就像太阳一样，太阳一晒，地面的水湿也就干了。

（3）气滞血瘀型。

症状　患者胃脘刺痛，固定的疼痛部位，不肯给人按，一按疼痛就会加重，常常可以摸到腹部肿块，食欲很差，经常呕吐隔夜的食物，严重的还会呕血，解黑便，舌质紫暗或有瘀点，苔薄白，脉细涩。

治法　活血化瘀，理气止痛。

方药　常选用当归、桃仁、赤芍、红花等活血药来加减组方治疗。

功效　以上药物均是活血祛瘀的。如果出现呕血现象，必须使用止血药物，如仙鹤草、蒲黄、槐花、乌贼骨等。

（4）脾胃两虚型。

症状　患者特别怕冷，大夏天还得穿棉衣和外套；经常说肚子隐痛，喜欢用热水袋敷，用手按着，疼痛能稍微减轻；吃进去的食物经常不能消化，呕吐物是一些像口水一样的透明液体；面色萎黄，大便不成形甚至像水一样，神疲肢冷，舌质淡，舌边有齿印，苔薄白，脉沉缓或细弱。

治法　温中散寒，健脾补肾。

方药　选用高良姜、吴茱萸、附子、干姜、丁香、白蔻仁、肉桂等药物。

功效　这些药对脾肾两虚的患者而言，就如冬日暖阳，驱寒生暖。

3. 治疗胃癌的常用中草药

在长期的临床实践中，中医临床工作者发现了一些有明显抗肿瘤疗效的中药。这些中药抗癌“明星”，在众多处方中都可以见到它们的身影。

（1）白花蛇舌草：中医认为白花蛇舌草味甘、淡、微苦，性微寒，入心、肝、脾经。具有清热解毒、活血祛瘀、利水通淋的作用。临床常用于治疗胃癌、直肠癌等癌瘤患者中热毒瘀阻、水湿内停的患者。

（2）露蜂房：蜂房就是蜂巢，蜜蜂一身是宝，就连其建造的窝也是一味中药。中医认为露蜂房味甘、辛，性平，有毒。具有祛风攻毒、散肿止痛的作用。临床常用于治疗胃癌、肝癌等癌瘤患者中属风毒瘀阻者。

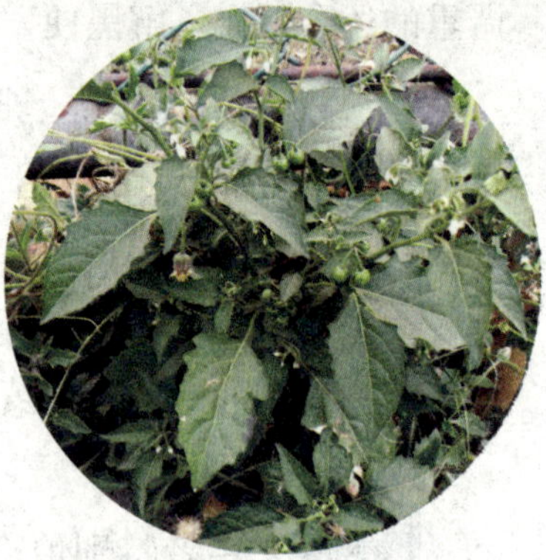

（3）龙葵：中医认为龙葵味苦，性寒，有毒。具有清热解毒、活血消肿的作用。临床常用于治疗胃癌、癌性胸腹水等癌瘤证属热毒壅阻、瘀血郁结者。内服煎汤，15～30克；外用适量，捣敷或煎水洗。

（4）白英：中医认为白英味甘、苦，性寒，具有清热解毒、祛风利湿的作用。临床常用于治疗胃癌、肝癌等癌瘤患者中热毒内盛、湿热蕴结的患者。

（5）肿节风：中医认为肿节风味辛、苦，性微寒，有小毒。具有清热解毒、活血祛瘀、祛风通络、祛痰平喘的作用。临床常用于治疗胃癌、胰腺癌等癌瘤患者中属热毒、瘀血壅积者。

4. 放疗并发症，中医来帮忙

胃癌对放疗敏感性较低，且胃黏膜和胃壁对放射线的耐受性有限，因此在胃癌的治疗中很少以放疗为主，大多是为配合其他疗法协同应用。中医认为放射线对机体的损伤是热毒耗气伤阴，损及脏腑津液。

胃癌放疗的并发症主要是放射性胃炎等局部反应。放射性胃炎多在放射 2～3 周后出现，常表现为胃酸分泌抑制、食少、呕吐、腹泻，甚至胃溃疡、穿孔、狭窄、梗阻等更为严重的并发症。中医肿瘤学家认为，放疗引起的"放射病"病因当属"火邪""热毒"。

对症下药，应将中医养阴保津原则贯彻于肿瘤放射病治疗过程始终，"存得一分津液，便有一分生机"。分别使用甘寒生津、咸寒甘润、酸甘化阴、苦甘合化法，根据病位不同，以辛凉宣肺、滋养胃阴、增液润肠、滋补肾阴为治法。

中医根据患者的临床表现辨证施治，分型如下。

（1）胃火炽盛型。

症状 患者胃脘灼痛拒按，便秘，或伴牙龈肿痛，面赤，口干舌燥，舌红，苔黄，脉细数。

治法 以清胃凉血为法。

方药 常用生地黄、黄连等药物，可以使用这些药物泡水饮用。

（2）肝胃不和型。

症状 患者胃脘胀满，两胁窜痛，或两胁时有隐痛，恶心，呕吐，舌淡红，苔薄白或黄，脉弦细或沉弦。

治法 以疏肝和胃、降逆止痛为法。

方药 中医常用柴胡、白芍等药物来疏肝理气。

（3）胃阴受损型。

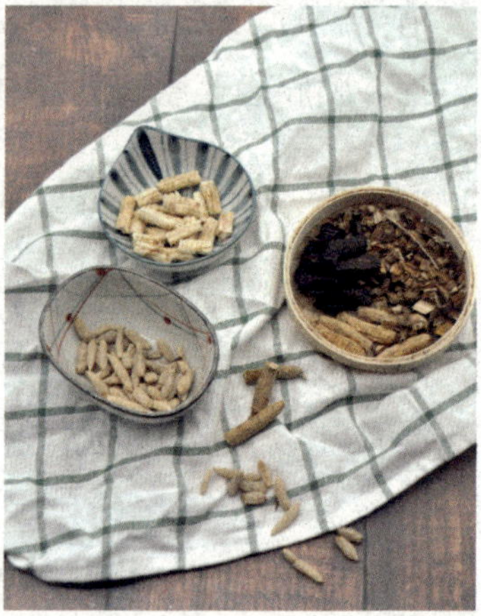

症状 患者出现五心烦热，口干欲饮，胃脘嘈杂，胃内灼热感，食后胃脘疼痛不适，胃口差，小便短赤，大便干燥，舌质红或绛红，少苔、无苔或苔黄干少津，脉细数或弦细。

治法 以滋阴清热为法。

方药 常用麦冬、沙参、玉竹、石斛、太子参、生地黄等药，也可以使用这些药物煎水代茶饮。

5. 化疗并发症，中医来护航

前文我们已经提到胃癌的化疗有三种情况，包括手术前的新辅助化疗、手术后辅助化疗和姑息性化疗。很多电视剧刻意渲染了化疗过程的艰辛与风险，虽有夸张成分，但实际上化疗确实是艰难又漫长的过程。化疗的毒副作用常常使患者心生恐惧。由于严重的血象下降和消化道反应，常常使患者中断化疗，因此疗效难以保证。

如今很多专家学者主张采用中西医结合治疗，减轻化疗的毒副作用。中医根据患者的临床表现辨证施治，分型治疗。

（1）湿气困脾型。

症状 患者食欲下降、恶心、呕吐、腹泻等。

治法 以和胃降逆、消食导滞、健脾调中为法。

方药 可选用党参、茯苓、白术等药物来补中益气。

（2）肝气犯胃型。

症状 患者出现呕吐酸水或者酸臭呕吐物，嗳气频作，胸胁满痛的情况。

治法 以疏肝和降逆为法。

方药 常选用柴胡、白芍、苏叶、半夏、厚朴、生姜等药加减组方治疗。日常生活中，患者可以使用玫瑰花泡茶疏肝理气。

（3）痰饮内阻型。

症状　患者出现呕吐物多清水，或者口水，时常感觉到胸脘痞闷，不思饮食，头眩心悸，或呕而肠鸣有声。

治法　以温化痰饮、降逆止呕为法。

方药　可选用半夏、陈皮、白术、吴茱萸等药加减组方治疗。此外，患者可以在煮粥时加用生姜、陈皮来调味。

（4）胃阴不足型。

症状　患者症见呕吐反复发作但是量不多，或时作呕吐，恶心，口干咽燥，饥不思食，胃脘部有嘈杂感。

治法　以滋养胃阴为法。

方药　可选择麦门冬、人参、玉竹、花粉等药物。此外，患者可以使用麦冬、石斛等药物泡水当茶服用。

6. 针灸疗法

如果在化疗期间已经饮食难进，再服用中医汤药确实不切实际。因此，除了中药调理，针对消化道反应也可以考虑配合针灸治疗。针灸通过刺激穴位产生双向调节作用，来缓解化疗过程的各种不良反应。

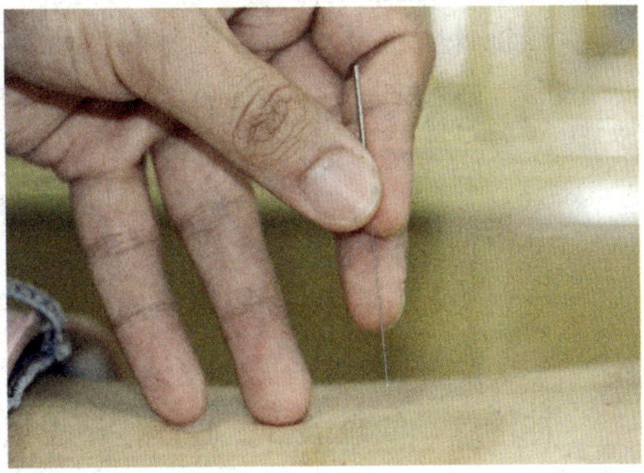

针灸治疗调理脾胃，常取穴位为足三里、内关、三阴交等。足三里为足阳明胃经要穴，正所谓“肚腹三里留”，腹部疾病可以通过针刺足三里，达到调理脾胃、培元固本、通经活络的作用。八脉交会穴之一的内关穴为手厥阴心包经之络穴，针刺该穴位能利膈降逆，通降三焦逆气，能够治疗胃痛、呕吐、呃逆等胃腑病变。三阴交为脾经要穴，是脾、肾、肝经三经交汇之穴，针刺该穴位具有补益肝脾肾之效。

除了纯粹的穴位针刺，还可使用药物注射穴位，如将止呕药注入足三里、内关等穴位，其效果比单纯肌肉注射好。

7. 耳穴压豆法

《灵枢·口问》曰："耳为宗脉之所聚。"根据全息理论，耳朵与全身经脉有密切关系，可通过耳穴来调控全身的脏腑经络。

因此我们在临床上常采用王不留行籽压耳穴法治疗化疗引起的呕吐。一般取肾上腺来益肾补虚；胃、口、膈三穴调中焦、和脾胃、理气降逆；脑、神门以镇静安神、醒脑定志。医生或护士帮患者贴好耳穴后，还需要患者自己多揉按，以增加对穴位的刺激，从而提高疗效。一般以揉按后轻度疼痛并有耳朵红热为宜。

8. 中医药防治放疗、化疗引起的骨髓抑制

放疗、化疗常抑制骨髓的造血功能，导致外周血象降低，表现为面色没有光泽，头晕眼花，少气乏力。有时心悸多梦，舌质淡，舌苔白或厚腻，脉象细弱，当属中医脾肾亏损、气血两虚的病症，以补益脾肾、益气养血为法，有利于促进骨髓造血功能的恢复。中医根据患者的临床表现辨证治疗，分型如下。

（1）气血两虚型。

症状 患者出现面色苍白，头晕眼花，四肢倦怠，气短懒言，心悸怔忡等症状，而且把脉时发现脉象虚弱或细大无力。

治法 以益气补血为法。

方药 可选择党参、黄芪、五指毛桃、大枣等来煲汤。

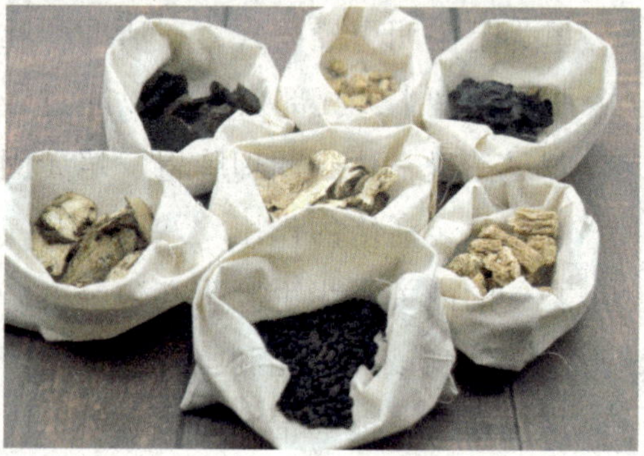

（2）脾胃虚弱型。

症状 症见面色萎黄，精神倦怠，气短懒言，心悸，不思饮食，食后脘腹痞满，嗳气，舌头淡胖，有齿痕。

治法 以健脾养胃补血为法。

方药 常选用党参、茯苓、鸡血藤、当归等药物来组方治疗。

（3）津枯血亏型。

症状　症见口燥咽干，肌肤干燥，尿少，大便秘结。

治法　以生津润燥、补血生血为法。

方药　常选用人参、麦冬、五味子、黄精、石斛、当归、川芎、白芍、熟地、生地、鸡血藤等药物来组方治疗。可选用西洋参、麦冬、石斛等来煲汤或泡水代茶饮。

9. 中医药对化疗药物引起神经毒性的防治

化疗药物引起的神经毒性是临床常见的药物剂量限制性不良反应。严重的神经毒性反应常常使患者面临减少化疗药物剂量甚至停药的困境，对患者的心理、生理和生活质量都可能产生强烈的消极作用。化疗药物引起的神经毒性主要包括中枢神经系统毒性、外周神经系统毒性和感受器毒性三个方面。

神经毒性主要表现为不同程度的肢体麻木，面部、口周、指端感觉过敏，遇寒则甚，温之则缓解的特点，可归为中医学里的“痹症”“不仁”“痿证”范畴。

神经毒性病机主要是气血亏虚、气滞寒凝、瘀血阻络造成的。此时可使用中医药外洗疗法来治疗，而且中医药外洗疗法是一个简单、无创伤的治疗手段。由医生辨证开处方，煎成汤药后，用来泡洗四肢，以起到活血化瘀、祛风通络的作用。此法优点在于操作简单，自己在家也能实施。常用艾叶、红花、丹参、桑枝、桂枝、生姜等，有活血化瘀、祛风通络之用。

（五）胃癌术后的中西医结合治疗

1. 术后恢复，中医来帮忙

胃是人体对食物采纳、消化、通降的重要器官。喜润恶燥，以降为和，不仅需要阳气蒸化，更需要阴液润濡，才能保证正常的功能。

癌症患者，尤其是手术后的胃癌患者，消化功能受到很大影响。

表现为食欲缺乏，胃纳不佳，腹胀、腹疼等，并且腹部手术患者肠管蠕动差，大便常不通畅。加之术后消化液分泌暂时减少，造成消化道功能紊乱或减退。术后进食量少，除了给予补液，还应尽快用中医药治疗。

按中医的辨证方法来看，患者很多属于脾胃不和，中气虚损，治疗上应给予益气健脾、理气和胃、消食化滞的中药，如参苓白术散、香砂六君子汤等。这些汤药可改善症状，增加食欲，促进消化功能的改善。

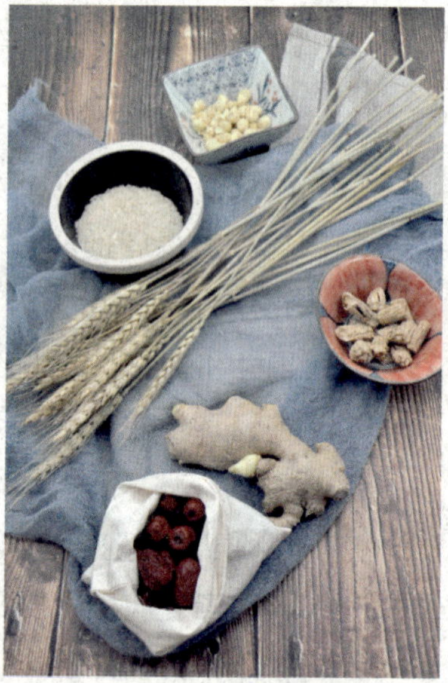

也有在术中津液气血损伤比较严重的患者，术后不能进食，从而导致气血大伤。这时在中医治疗上，可以选用滋养胃阴、补气养血的中药，如黄芪补血汤、八珍汤、益胃汤等。

有些患者术后会出现流汗的情况，西医认为这是自主神经功能失调所致。而中医将出汗分为自汗和盗汗。自汗就是指在人清醒时出汗，中医认为原因是气虚不固；盗汗，即睡眠时悄悄地出汗，主要以阴虚为主。中医认为手术造成气虚，气虚不能收敛，这样就会出现自汗。可根据情况选用益气固表、养阴敛汗的中药，如玉屏风散、大补阴丸之类，通过中药的治疗可以尽早促进患者恢复。

2. 术后并发症，中医有妙招

（1）术后尿潴留。手术后患者因麻醉药的作用，可能出现拔尿管后不能排尿等情况，医学上称之为“术后尿潴留”。其实，绝大多数患者拔除导尿管后可自行解小便，但也有少数患者拔了导尿管后不能解小便，引起这种现象的原因有患者不习惯在床上排尿、留置导尿管后导致尿道黏膜炎性水肿、长期留置导尿管致使排尿反射敏感度降低等，这通常是暂时性的，没有必要太过担心。

（2）术后肛门不能排气，也是胃癌术后并发症之一。手术后患者因麻醉药和肠道手术的作用，可能出现肛门不能排气的情况，通过以下几个中医方法可以促进肠蠕动恢复。

第一，肛周按揉。使用手指轻压和轻揉肛周 1～2 分钟，使患者产生便意感为宜，每日上下午各一次。通过手指的直接作用可促进胃肠蠕动的速度和力量加大，从而加快胃肠内容物向下推进和排泄过程。此外，通过肛周按揉可以起到间接通过神经经络的传导反射，增强消化液的分泌的作用。

第二，中医汤药。手术后常规禁食，抗炎补液治疗，鼓励早期下床活动的基础上加用中药治疗，如四磨汤、复方大承气汤等可以促进肠蠕动恢复。四磨汤出自《济生方》，由枳壳、槟榔、木香、天台乌药四味组成，木香对小肠平滑肌有解痉作用，枳壳可以增加胃肠平滑肌张力和运动功能，促进肠蠕动。口服少量药液后，可通过神经和内分泌反馈机制刺激肠功能的恢复，使肠鸣音恢复和排气时间提早。而且该药为成品，使用方便，口感芳香、微甜，易被患者接受。

第三，穴位按摩。在术后选择双侧合谷穴、足三里和上巨虚穴等进行穴位按摩。按压频率为 60 次 / 分，持续 3～4 分钟，手法由轻到重，逐渐用力，按压的程度为使患者有热、酸、麻、胀、痛的感觉，早晚各一次。“肚腹三里留”，足三里为胃之下合穴，上巨虚穴为大肠之下合穴，两者均有治疗腹胀和便秘的作用。

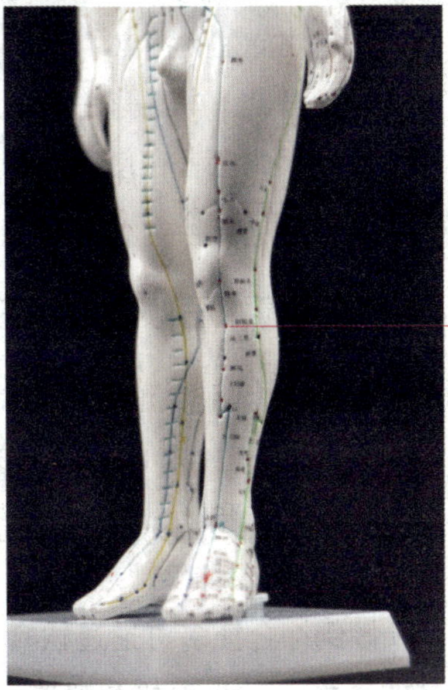

第四，红外线理疗。一般在手术后 24 小时采用，用红外线理疗器进行腹部照射，3 次 / 日，照射时间以 30 分钟为宜。如果有腹部不适合照射，可采取背部照射。红外线的穿透性和致热性可增加胃肠血运，刺激肠道蠕动。

3. 术后镇痛的中医方法

中医外治药物在癌性疼痛的治疗中有一定作用，它透皮吸收好，见效快，无消化道不良反应，为晚期癌痛患者提供了一条新的治疗途径。在使用“WHO 三阶梯止痛药物”的同时，配合中医药治疗，可以提高患者的耐受性和有效性，减轻止痛药物的不良反应，一举多得。下面简要介绍两种中医治疗、缓解癌痛的方法。

（1）双柏散外敷治疗癌性疼痛。双柏散具有活血化瘀、散结止痛的功能，在癌性疼痛中得到了广泛应用。如胃癌患者上腹部疼痛，每日使用双柏散外敷右侧胁肋部（肝区），可以缓解右侧胁肋部（肝区）疼痛不适。轻度疼痛者，可单纯使用双柏散外敷；对于中度或重度疼痛者，联合止痛药物，可以起到增效的作用，同时减少不良反应。

（2）穴位埋线治疗癌性疼痛。穴位埋线法，是针刺留针法的一种创新形式。将羊肠线埋入穴位，利用羊肠线对穴位的持续刺激作用，激发经气、调和气血，以防治疾病。在临床上，穴位埋线法根据病症特点，辨证论治，取穴配方，发挥针刺、经穴和“线”的综合作用，具有刺激性强、疗效持久的特点。

由此可见，中医疗法博大精深，在治疗癌痛方面有着不可替代的独特作用。因此患者在使用西药止痛的同时，可结合中医疗法，能为止痛指明一条新的途径。

4. 胃癌术后倾倒综合征，合理饮食可调理

胃癌手术后倾倒综合征表现为，进食后，特别是进食流质甜食，如饮用加糖的牛奶 10 ～ 20 分钟后，即感到上腹部不适、腹部胀痛、恶心、呕吐、肠鸣、腹泻、全身乏力、头晕、出汗、心慌、面部潮红，甚至虚脱。

倾倒综合征多可通过饮食来调节控制。术后患者应避免进食含糖过多的食物，以及牛奶和奶制品。症状较重和反复发作者，应进食高蛋白、高脂肪、低碳水化合物的食物，做到少量多餐，进餐时避免饮用流

质食物，餐后最好能平卧 30 分钟，餐后半小时至 1 小时可以饮用少量无糖的液体。经过这些饮食调节方法可有效减慢胃排空速度及排空量，90% 的患者可以缓解症状。一般术后 1～2 年症状逐步减轻，最终不再发作。

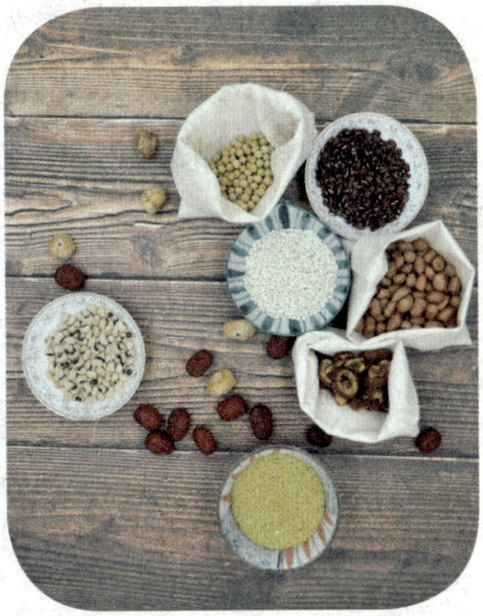

术后低血糖综合征，又称晚期倾倒综合征，发生在进食后 2～4 小时，表现为心慌、出汗、无力、眩晕、手震颤、饥饿感、嗜睡，也可虚脱。其原因是食物过快地排入空肠，葡萄糖被过快地吸收，血糖呈现暂时性增高，刺激胰腺分泌过多的胰岛素，继而发生反应性低血糖。

通过饮食调节可减少和控制术后低血糖综合征的发生。饮食上要求少量多餐，使胃肠道逐步适应，可用高蛋白、高脂肪、低碳水化合物饮食。避免甜的、过热的流质饮食。餐后平卧 10～20 分钟，并准备可供口服的糖类食品，一旦低血糖综合征症状出现，立即进食少量甜食就可缓解。多数患者经过 6～12 个月能逐步自愈。

配合中药汤剂中诸如补中益气汤、生姜泻心汤、香砂六君子汤等有不错的疗效，可加快术后倾倒综合征的恢复和治愈。

（六）穴位保健

在中医界里，药物治疗只是其中的冰山一角，还有历史悠久、源远流长的针灸治疗。其实人体本身就是一个药库，我们的穴位就是各类药物。通过这些简单的穴位的刺激可以达到保健，甚至治疗的效果。而且操作简单，患者易于掌握，以下是几种常见的养生穴位。

1. 关元——激发内在的真气

关元穴，也就是人们常说的丹田，是人体真气、元气发生的地方。这个穴位最好的刺激方法是艾灸。古人认为每年春夏季节交替的时候，艾灸关元千壮，长久坚持，人就不再害怕寒冷暑热。

穴位定位：在肚脐下 3 寸（寸指的是同身寸，等于个人食指、中指、无名指和小指并拢，以中指第二横纹为准，4 横指作为 3 寸），即将大拇指之外的其余四指并拢，以中指的中间关节为准，四指下面的地方。

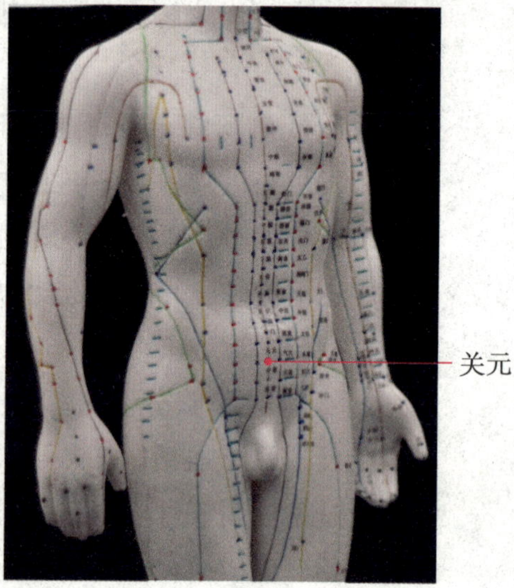

中医普遍认为，关元穴藏的是人体的元气，也就是先天之本的肾气，这是人体与生俱来的。随着时间的推移，它会逐渐减少。艾灸关元穴，可以刺激肾气活跃，补充肾气。

经常按摩和艾灸关元穴，可以健脾益气，调节胃肠道功能，提高免疫力，增强体质。

2. 气海——容纳全身气息的身体保护罩

气就是人体呼吸出入的气息，包括元气与其他各种气，如宗气、卫气、营气等。海就是海洋，意喻广大深远，无边无际。气海，顾名思义为“气息汇聚的海洋”。

气海穴位于下腹部，在前正中线上，从肚脐中往下 1.5 寸处（大约 2 横指宽）。气海穴和两肾相连，两者阴阳相济，保证身体健康。人们吃饭、呼吸、睡眠，一切动静，无不是在调整人体的水火阴阳。所以，古代的养生家认为，必须让心火下降肾脏，就像天上的太阳照耀江海，水蒸气不断上升，使人体的气机循环不息。

现代的研究已经证明了艾灸气海能健脾益气，缓急止痛，同时可以提高免疫能力。

3. 上脘、中脘、下脘——健脾行气

上脘、中脘、下脘这三个穴位分别位于肚脐上方5寸、4寸、2寸的地方。

上脘穴在胃的上部，和贲门相对应，通过按压穴位刺激，对于胃胀、呕吐、打嗝等都有很好的疗效。

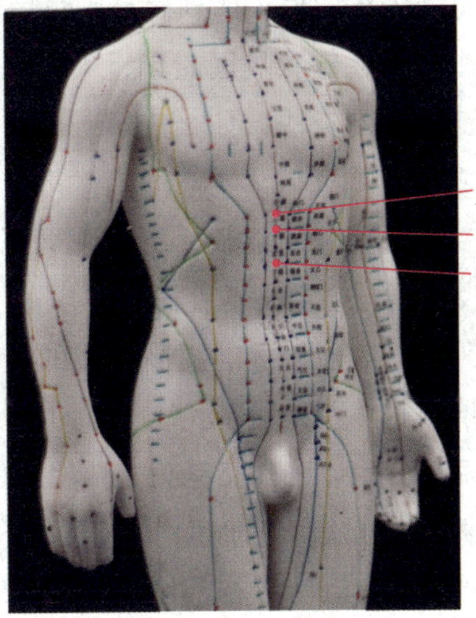

中脘穴在胃的中部（位于人体上腹部，前正中线上，当脐中上4寸）。占据了胃的主体部分，因此对于脾胃疾病的治疗效果是最好的。刺激该穴位对于化疗后出现的一系列症状（如胃脘痛、腹胀、呕吐、呃逆、吞酸、纳呆、食不化、黄疸、肠鸣、腹泻、便秘、便血等）均有效疗。

下脘穴位于人体的上腹部，前正中线上，当脐中上2寸。正好对应胃的下部（幽门），恰好是胃连接入小肠的“关口”。按摩该穴对于食物停留胃脘而引起的腹胀、胃痛、呕吐等都有很好的治疗作用。

4. 足三里——艾灸足三里，胜吃老母鸡

民间有句俗话说：“艾灸足三里，胜吃老母鸡。”

足三里，在小腿前外侧，当犊鼻（外膝眼）下3寸，距胫骨前缘一横指（中指）。这个穴位可以治疗胃痛、呕吐、腹胀、肠鸣、消化不良、腹泻、便秘、痢疾、虚劳羸瘦等疾病。是“足阳明胃经”的主要穴位之一，是一个强壮身体的大穴。中医认为，按摩足三里有调节机体免疫力、增强抗病能力、调理脾胃、补中益气、通经活络、疏风化湿、扶正祛邪的作用。

肿瘤患者大多是身体先有亏虚，不良因素持续作用而造成本病，作

为补后天之本的重要穴位，经常按摩或艾灸足三里可以提高免疫力，改善体质，达到防癌抗癌的目的。

（七）艾灸能否治疗胃癌

艾灸是中医临床上常用的治疗方法之一，通常是使用燃烧后的艾条悬灸人体穴位，达到健身、防病、治病的目的，在我国已有数千年的历史。早在春秋战国时期，人们已经开始广泛使用艾灸法，如《庄子》中有“越人熏之以艾”，《孟子》中也有“七年之病，求三年之艾”的记载。历代医学著作中关于艾灸的记载更是不胜枚举。

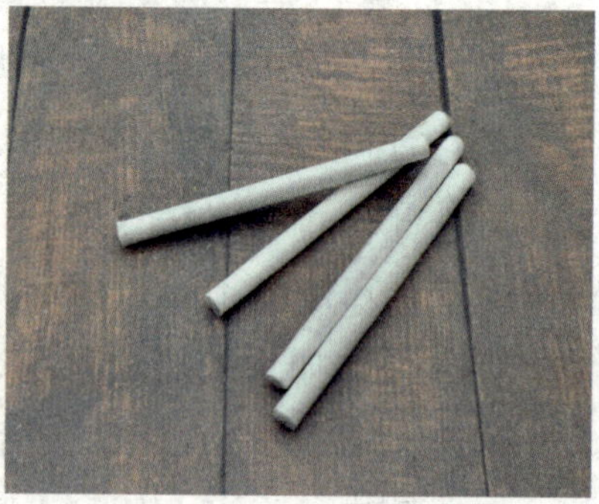

艾灸能激发、提高机体的免疫功能，增强机体的抗病能力。传统中医认为，灸疗养生是以中药艾叶为主要原料的灸治方法，能起到补虚养气血、调和脏腑的作用，进而达到颐养生命、强身健体、延年益寿的目的。

艾叶气味芳香，用作灸疗，易燃而不起火焰，热力温和，具有温经通络、行气活血、祛湿逐寒、消肿散结、回阳救逆及防病保健等作用。在中医学几千年的历史中，艾灸广泛地运用于防病保健事业。

现代科学实验证明：灸法能在很大限度上增加血液中红细胞的生成，提高白细胞的吞噬能力，增强机体免疫能力，对消除疲劳的作用也十分明显。因此，可以用艾灸来治疗胃癌，尤其是对中气不足、气虚下陷、疲倦乏力、无力排便，或者接受放化疗后副作用比较明显的患者，都可以考虑使用艾灸治疗，常常选用的穴位有足三里、关元、气海、三阴交、腰阳关、肾俞、膀胱俞、脾俞、神阙等，可以考虑直接灸或隔姜灸、隔盐灸等。

（八）沐足疗法能否用于治疗胃癌

沐足疗法，亦称为足浴，起源于远古时代，是药浴的组成部分。它的运用与中国传统医学一样历史悠久，源远流长。

足浴是将单味中药或复方中药水煮后，滤渣取液，调至适当温度，浸泡双脚或患部的一种治疗方法，属于中医内病外治的范畴。根据史料记载，我国长沙马王堆出土的医学文献《五十二病方》中就有“温熨”“药摩”“外洗”等内病外治的案例。

中医学认为，人体是一个统一的整体，人体的脏腑器官、四肢百骸相互依存、相互制约、相互关联。“牵一发而动全身”，人体某一个组织发生病变，有可能影响其他部位。

胃癌患者常有失眠、便秘、腹泻、腹胀、便血、疲劳、心烦、疼痛等症状，在接受西医治疗的同时，如果能给予中药沐足，可以很好地改善各种症状，更好地巩固疗效。沐足时可用手按摩足心，或张口吐气，用鼻吸气，这一吐一吸，便会有安详舒适之感。

沐足常用金银花、紫花地丁、牛膝、车前子、茯苓、白花蛇舌草、七叶一枝花、莪术、桃仁、赤芍、丹皮、三棱、黄芩、黄连、黄柏、连翘、知母、天花粉、柴胡、白芍、当归、桂枝、陈皮、王不留行、莱菔子、苦参等组方。需要注意的是，沐足方需要辨证论治，建议在专业人士指导下使用。

（九）什么是“带瘤生存”

在人们心目中，“肿瘤”是毒，就是长在身体里不好的东西，就像埋藏在体内的一颗定时炸弹，让我们惴惴不安。治疗的目的就是想方设法地将它除掉，于是患者和肿瘤之间展开了一场不死不休的“拉锯战”。治疗肿瘤一般通过手术将肿瘤切掉，如果没办法手术切除的，就通过一次又一次的化疗进行“围剿”，试图将其彻底杀灭，然而结果却不尽如人意，往往是“两败俱伤”。于是乎，中医肿瘤学者提出了“带瘤生存”的概念。

“带瘤生存”是指晚期患者或者肿瘤复发的患者已经失去了根治的机会，只有通过积极的治疗，实现患者和肿瘤“相安无事”、长期共存的一种状态。

为什么会有“人瘤长期共存”的现象呢？

中医是这样认为的，恶性肿瘤的发生、发展、变化是“正邪相争”“正邪消长”的过程。病情是进展、恶化，还是稳定、好转，取决于正气能否战胜邪气。正不胜邪则病进，正盛邪衰则病退。中晚期癌症患者，病邪较盛，正与邪处于相持阶段，肿瘤逐渐增大，病情进展较快。晚期癌症患者的肿瘤大多数已经转移到远处“安家落户”，邪毒得势嚣张，正气虚衰不支。此时如果仍然一味地攻伐，只会使正气更虚，邪气更盛。

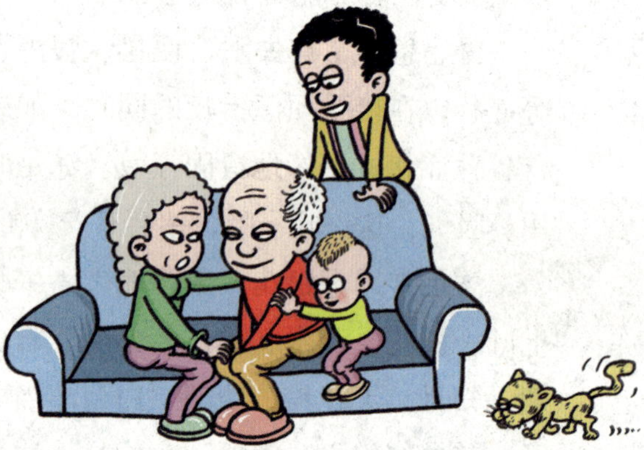

所以在肿瘤中晚期，中医治疗不是以祛除肿瘤作为终极目标，而是把帮助患者与肿瘤和平相处、长期共存作为主要任务。

在这种理念的指导下，很多患者将长期服用中药当成自己生活的一部分。在中药的作用下，肿瘤也得到良好的控制。虽然肿瘤没有完全被清除，但是也没有出现病情迅速进展，而且患者也得到了良好的生活质量。

厨师篇

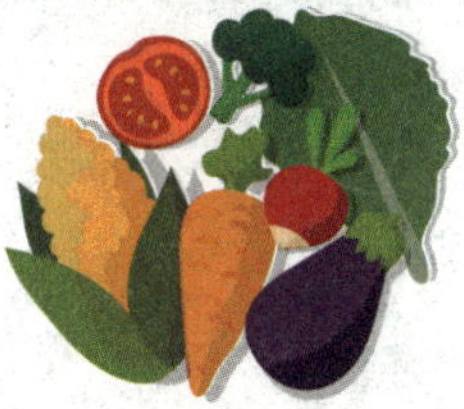

荤素搭配，饮食有味
营养均衡，合理忌口
抗癌食物，恰当选用

无论在门诊，还是在病房，关于吃什么、怎么吃，患者及其家属总有许多疑惑。

“医生，我们该吃什么好呢？我们要怎么吃才能更健康呢？”

“医生，我能不能吃鸡啊？”

“医生，他们说患胃癌的人不能吃水鸭，我到底能不能吃呢？”

“医生，我们要炖点什么给患者补身体呢？患者身体太弱了！”

……

对于肿瘤患者及其家属的这些疑问，医生非常理解他们焦急、疑惑的心情。首先，“民以食为天”，饮食是国民的头等大事。其次，患者和家属都希望能在力所能及的范围内通过饮食调理并补充能量，与病魔做斗争，这也是患者和他们的家人积极对待病情的一种表现。因此作为医生，为患者提供食疗配方是对患者及其家属的一种鼓励和帮助。下面就简要介绍关于饮食调理的一些注意事项。

一、饮食忌宜

当“考研女生连续吃一个月泡面患胃癌”的消息在各大媒体上不断发酵的时候，“食品安全”再次成为大家关注的焦点。其实，相比“吃什么好”来说，“吃得安心、吃得放心”更加重要。因此，从日常实际出发，以下饮食原则有助于我们更好地防治胃癌。

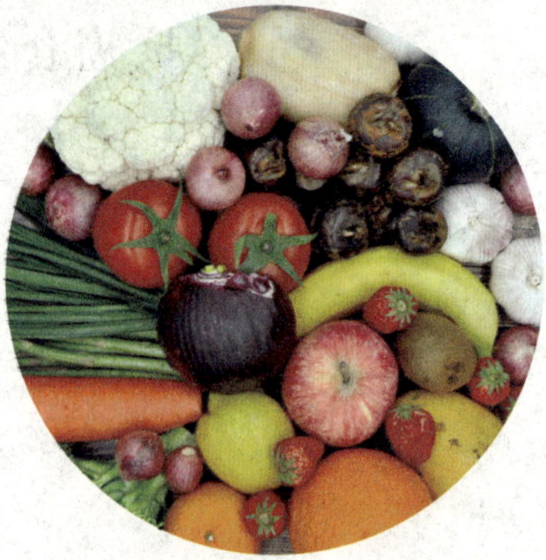

第一，养成良好的饮食、卫生习惯，定时定量进餐，不暴饮暴食，不吃霉变、熏烤过度的食物。

第二，积极治疗慢性胃部疾病，

保持心情愉快。

第三，多吃富含维生素C的食物，如新鲜水果、蔬菜等。多吃葱、蒜，这有利于阻断胃内亚硝胺致癌物的合成。

第四，胃癌患者术后逐渐恢复正常饮食（即每日三餐）至少需要6～8个月，所以术后患者出院，应以少食多餐为原则。可每天进餐5～8次，每次摄入食物75～100克。初期量少次数多，以后逐步到量多次数少。从全流质、半流质到软食。食物要细嚼慢咽，这样更容易消化，还能减轻胃的负担。

第五，在日常生活中多选择新鲜食物，也可以酌情考虑多食用具有一定抗癌作用、提高人体免疫力的食物。对于接受放化疗等治疗的患者，可以根据病情的需要，选择合适的食疗进行调养，以促进身体机能的恢复。

二、营养均衡是基本要求

《黄帝内经·素问》中提到："五谷为养，五果为助，五畜为益，五菜为充，气味合而服之，以补精益气"，"谷肉果菜，食养尽之，无使过之，伤其正也"。说明均衡摄取各种营养，才是保持健康、防癌抗癌的关键。因此，保持营养均衡对于癌症患者而言非常重要。

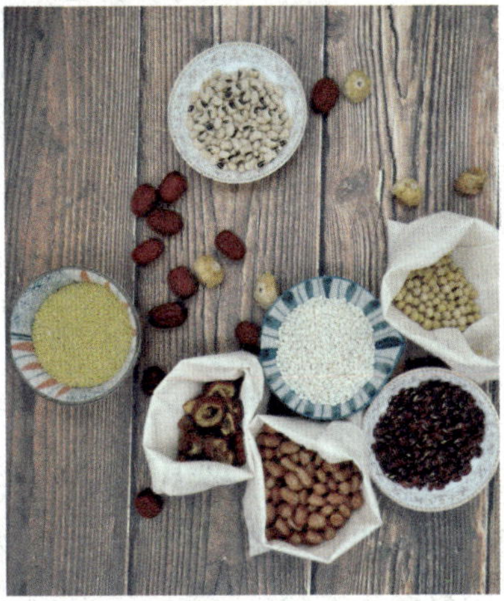

（一）五谷为养

五谷为养是指黍、稷、菽、麦、稻等谷物和豆类，为养育人体之主食。"五谷"所含营养成分主要是碳水化合物，其次是植物蛋白，脂肪含量不高。谷物和豆类同食，可以提供人体所需的营养物质。

（二）五果为助

五果是指桃、杏、李、枣、栗等多种鲜果、干果和坚果。它们含有丰富的维生素、微量元素和食物纤维，还有一部分植物蛋白质。“五果”尽量生吃，才能保证养分中的维生素不受烹调的破坏。坚果类如花生、核桃、瓜子、杏仁、栗子等，其中所含蛋白质类似豆类，可弥补谷类蛋白质的不足。

（三）五畜为益

五畜为益指牛、犬、羊、猪、鸡等禽畜肉食，对人体有补益作用，能增补五谷主食营养之不足，是平衡饮食食谱中的主要辅食。清代叶天士说：“血肉有情，栽培人身精血。”动物性食物高蛋白、高脂肪、高热量，而且含有人体必需的氨基酸，是人体正常生理代谢及增强身体免疫力的重要营养物质。有患者因为怕吃肉会加速癌细胞的扩散，在知道患癌后就改为素食。其实，在癌症治疗中，适当进食肉类、补充蛋白质对康复是非常有意义的。

（四）五菜为充

五菜为充指的是葵、韭、薤、藿、葱等蔬菜，能补养人体、充实脏器，使体内各种营养素更完善、更充实。蔬菜种类众多，部分蔬菜的根、茎、叶、花、果均可食用。蔬菜中富含胡萝卜素、维生素 C 和维生素 B，也是膳食纤维的主要来源。其有增食欲、充饥腹、助消化、补营养、防便秘、防癌变等作用，对癌症患者十分有益。

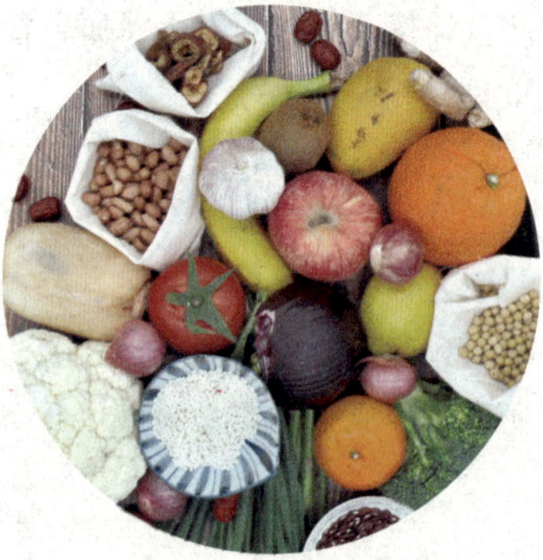

三、胃癌手术后的饮食调养

患者除了保持心情舒畅，加强锻炼外，还要注意饮食调养。首先要通过加强营养，提高抗病能力，促进术后恢复。然而由于手术治疗后，胃切除或部分切除而导致消化道结构改变，进食过于急切或过于保守都会导致不良的后果。因此，我们整理了一些关于胃癌术后饮食的注意事项供读者参考。

（一）胃癌术后饮食的基本原则

1. 少量多餐

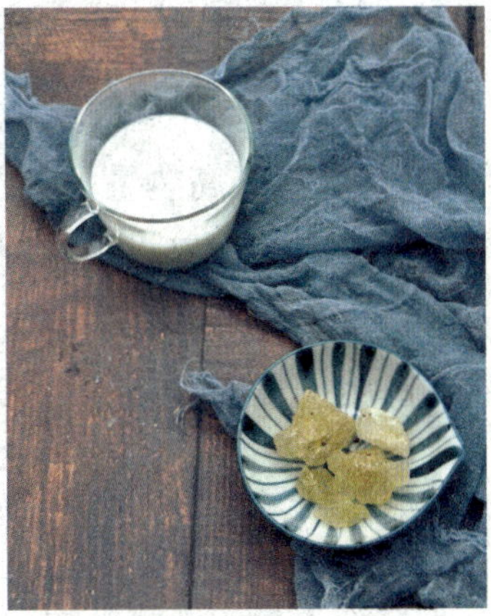

每日 4～5 次，由稀到稠逐渐适应，从全流质、半流质到软食，开始时每次量约小半碗，以后慢慢增加。

2. 养成定时、定量的饮食习惯

进食时要细嚼慢咽，以减轻残胃的负担。除个别情况外，鼓励患者尽早恢复正常饮食，时间在术后半个月到 1 个月左右。

3. 饮食宜清淡、高维生素、高蛋白，以富含营养、易消化为主

面条、粥、牛奶、豆浆、藕粉、肉汤等均是较好的选择，同时要注意补充维生素 C，如鲜橘汁等。

4. 可适当补充一些含铁丰富的食物

因为胃切除后，胃酸减少或缺乏而影响铁的吸收，易导致缺铁性贫血。可适量食用动物肝脏、菠菜等补充铁元素。

（二）胃癌术后禁忌

（1）禁烟、酒，禁吃霉变食物，忌食生硬、粗糙、油炸、刺激性之物，忌饮浓茶。

（2）为防止倾倒综合征的发生，要控制每餐汤水的摄入量。少喝水，避免进食较多的甜流质或汤水，不要进食过快。

（三）胃癌术后的饮食

1. 胃癌术后的饮食原则

手术后的营养与饮食治疗，原则上是食用高热量、高蛋白、富含维生素的食物，以满足手术消耗和组织修复的需要。

（1）高热量可节省蛋白质的消耗，但要注意术后患者的消化吸收能力较弱，如果出现倾倒综合征者，则需要控制糖类的摄入。原则上应选择容易消化的食品，动物脂肪不宜过多。

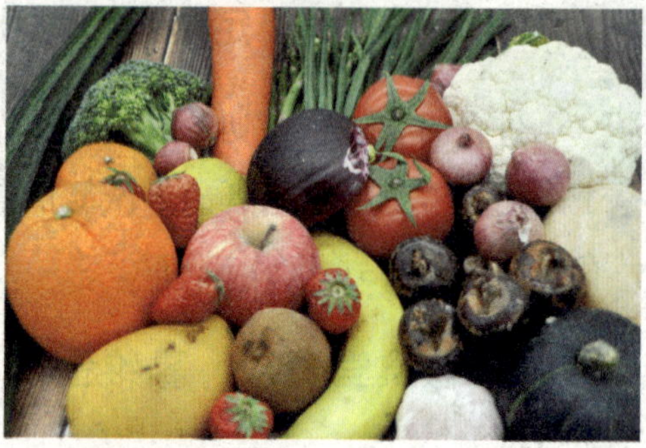

（2）住院期间可通过药物补充维生素，以弥补饮食中维生素供给的不足。出院后可进食新鲜水果、蔬菜，必要时可服用维生素制剂来补充，特别是维生素 B_{12}。

2. 胃癌术后的饮食调理

肿瘤患者手术后，由于麻醉、出血及手术创伤，特别是消化道手术后禁食、胃肠减压，可能导致胃肠功能紊乱，临床多见气血两虚、脾胃不振，既有营养物质缺乏的问题，又有机体功能障碍。因而在饮食调理方面，要注意调理脾胃功能，振奋胃气，恢复化生之源。在食物选择上要补充蛋白质和维生素。除了牛奶、鸡蛋外，一般患者还要多食用新鲜蔬菜、水果，如胡萝卜、菠菜、大白菜、番茄、柑橘、柠檬等。如果手术后明显身体虚弱，则应适当地食用补气养血的食品，如鸡肉、牛肉、龙眼、红枣等。如果手术后因营养失调而出虚汗，应多食红枣、花生、浮小麦等。如果手术后出现胃阴损伤、津液不足，应多食牛奶、梨、甘蔗汁、荸荠等。

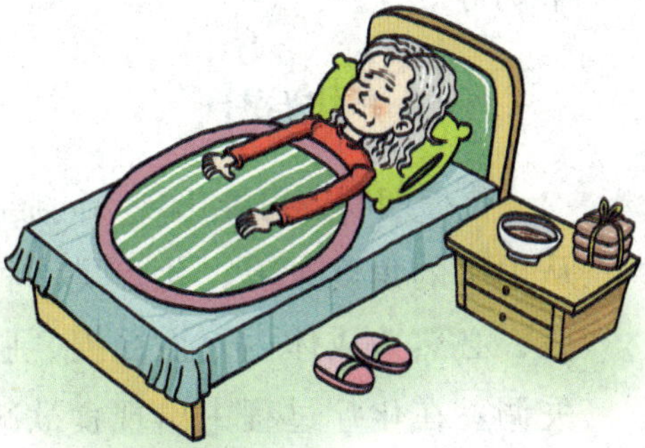

四、化疗期间的饮食法则

化疗是目前中晚期胃癌的重要治疗手段之一。化疗期间，药物在杀伤肿瘤细胞的同时，难免会使正常细胞受到一定损害，由此产生一系列的不良反应，其中化疗引起的消化道反应是最直接的不良反应，有些患者甚至因此而拒绝化疗。在化疗这个特殊又艰难的时期，肿瘤专家认为，饮食必须根据化疗的不同阶段进行相应的调整。

（一）化疗前

化疗前一周是准备时间，以补益气血、增强体质为主。患者的体质强弱与营养状况决定了化疗过程是否顺利。因为化疗期间会出现诸如呕吐、腹泻、腹痛等消化道反应，从而影响食物吸收，所以在化疗前的一周时间是营养补充的重要阶段。在这个阶段患者可以摄入较多的蛋白质，多吃健脾补肾的食物，如红枣、山药、龙眼肉、黄芪、党参等。此外，还可多食用鸡肉、鱼肉、牛肉及豆制品、鸡蛋、牛奶等。

（二）化疗中

化疗期间，可能出现不同症状，患者应根据不同症状来选择饮食。从中医的角度来看，化疗是一种攻邪手段，必然造成体内气血受损、脏腑功能失调。在化疗过程中出现食欲减退、恶心呕吐，是最为常见的不良反应。严重者，甚至可能出现腹痛、腹泻等情况。在化疗过程中应食用容易消化的食物，以营养丰富，易于吸收为主。必要时可增加乳清蛋白等补充剂，以满足身体对蛋白质的需求。可适当多吃健脾开胃的食物，如山楂、白扁豆、萝卜、陈皮等。恶心呕吐明显的患者，可在食物中加生姜、陈皮。避免食用生冷、油腻、辛辣的食物，也不能食用性寒的瓜果，如西瓜、梨等。

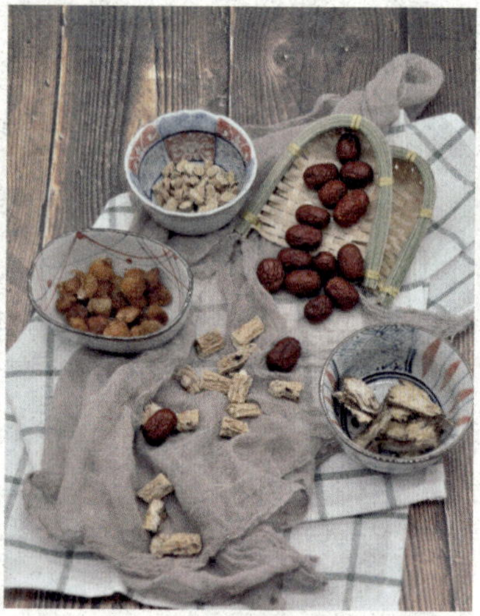

（三）化疗后

化疗后饮食以补益为主。化疗后常常出现白细胞、血色素低下，并伴有明显的疲倦、乏力等症。表现为气血亏虚者，可食用含铁的食物，如猪肝、瘦肉、鱼、菠菜等。如果出现血小板下降，可以用花生衣煲猪脚食用。如果因化疗出现口腔溃疡，甚至嘴唇、皮肤多处溃疡，要戒食辛辣、油炸的食物，多食用新鲜蔬菜、水果等维生素含量较高的食物。必要时医生会开一些维生素补充药物。

五、适当地选择营养添加剂

（一）增加营养饮食

不管是手术，还是放疗、化疗，都可能让患者食欲下降、胃口全无，而且化疗期间可能出现口味改变（口淡无味或者口苦、口酸等）。而意志坚定的患者，则会强迫自己多进食来保持“战斗力”。如果患者吃得少又想增加或保持体力，下文介绍的几个方法或许可以帮助患者在有限饮食的情况下保持体力。

（1）少食多餐，以小食为主。如每两三个小时进食一次，即在每天三餐正常饮食的情况下，在早上 10 点、下午 4 点左右进食小食，如牛奶、饼干、水果等。就像汽车需要加油一样，进食是补充能量的重要途径，这是与胃癌长期抗争的动力支柱。

（2）医生可能会根据患者的需要让患者服用多种维生素和矿物质，如高钙、叶酸、铁元素、维生素 B_{12} 等。如果无法吸收脂肪，患者也需要服用分解脂肪的维生素（如维生素 A、维生素 D 和维生素 K）。

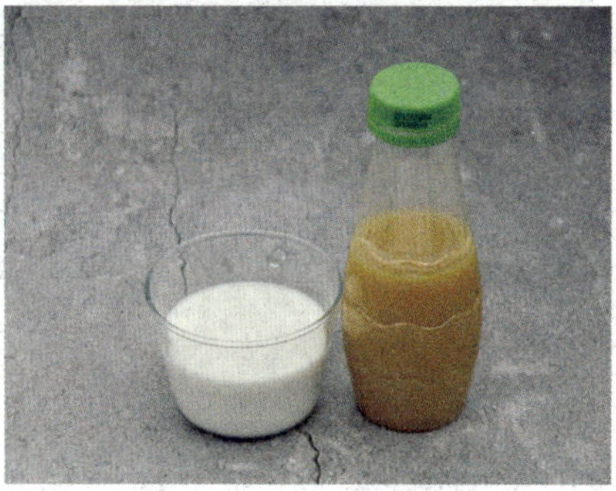

（3）尽量在食物内加“料”。如在麦片、谷类、甜品、汤、饮料、蛋类食品中加入奶粉或高蛋白补充剂。值得注意的是，要避免摄取过量的脂肪和糖类。

（二）增进食欲的办法

治疗期间的患者不仅食欲下降，而且味觉会发生改变，从而影响进食。例如，有些患者口中有金属味。如果苦恼于味觉变化，以下方法或许有所帮助。

（1）如果感觉食物没有味道，可加盐、大蒜、糖、芝士、芹菜、洋葱、香菜等；如果感觉食物太甜，可以加盐、柠檬汁等；如果感觉食物有金属味或太咸，可以加糖或蜂蜜。

（2）吃柠檬或味道较浓的硬糖也许会有帮助。如果口中有金属味，应避免使用金属容器和饮用罐装饮料。可尝试在肉、鱼或豆腐中加入酱汁，如甜酱、海鲜酱、酸甜酱等，以增加滋味。

（3）不要强迫患者吃不喜欢的食物，多尝试不同的食谱。当口中无味或者有异味时，也可以选择使用吸管进食以绕过味蕾。

六、中医食疗为抗癌助力

药食同源，是中医食疗的基础。在日常生活中，合理地运用药膳可以让治疗渗透于生活之中，同时让患者及其春家属一起参与到抗癌的过程中来，调动患者及其家属的积极性，具有十分重要的意义。药膳的运用也是以中医理论为指导原则，胃癌患者通常表现为胃气虚、胃阴虚、胃阳虚、痰湿结聚等。下面根据一些常见症状为读者提供一些可行的食疗方。

（一）胃气虚的食疗方

黄芪炖鲫鱼汤

材料 鲫鱼 1 条（约 250 克），黄芪 15 克。

做法 将鲫鱼去鳞及内脏，洗净切块。黄芪放入砂锅中水煎两次，去渣，合汁 1 碗，同鲫鱼块、生姜、精盐共煮至熟烂。食肉饮汤。

功效 补气升阳，益胃健脾。黄芪具有补气升阳、益卫固表、利水消肿、托疮生肌等功效。鲫鱼具有健脾利湿、治脾胃虚弱、纳少无力的功效。

适应证 适用于气虚气短乏力、胃癌形体虚弱、气少懒言、语声低微、不思饮食、食后腹胀、大便溏薄或大便无力者。

黄芪山药鸡汤

材料 黄芪 30 克，鲜山药 100 克（干品 30 克），光鸡半只（约 250 克）。

做法 先将光鸡洗净，加水适量，煮开后去浮沫，转小火，加入黄芪及山药，再煮 60 分钟，加盐调味，饮汤食肉。

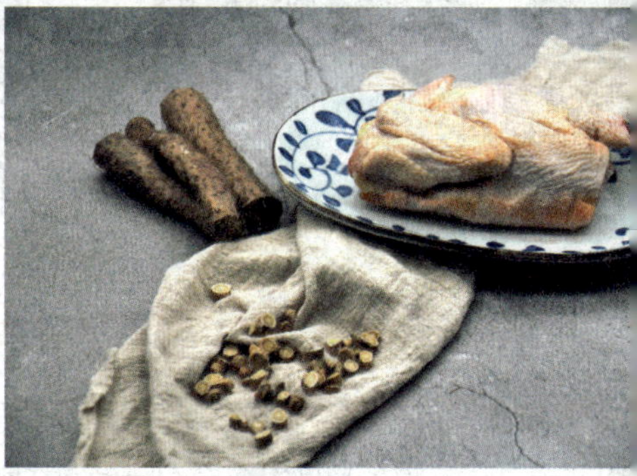

功效 补气健脾，升阳举陷。黄芪具有补气升阳、益气固表的功效。山药具有益气养阴、补脾肺肾的功效。

适应证 适用于乏力懒言、脘部胀满、食欲减退、口淡无味、腹部坠胀、大便溏泄等症状的胃癌患者。

猴头菇瘦肉蛋汤

材料 猴头菇 100 克，猪瘦肉 50 克，鸡蛋 1 枚。

做法 将猴头菇浸水泡发后洗净切片，再将猪瘦肉洗净切片，然后一起放入锅中，加适量水，慢火煮。汤沸后打入鸡蛋，放入油、盐少许，再放入葱花即可佐餐食用。

功效 健脾胃，抗癌防癌。猴头菇具有行气消食、健脾开胃、安神益智的功效。

适应证 适用于神疲乏力、食积不消、脘腹胀痛、脾虚食少、纳食不香、失眠多梦等胃癌患者。

山药扁豆鸡金粥

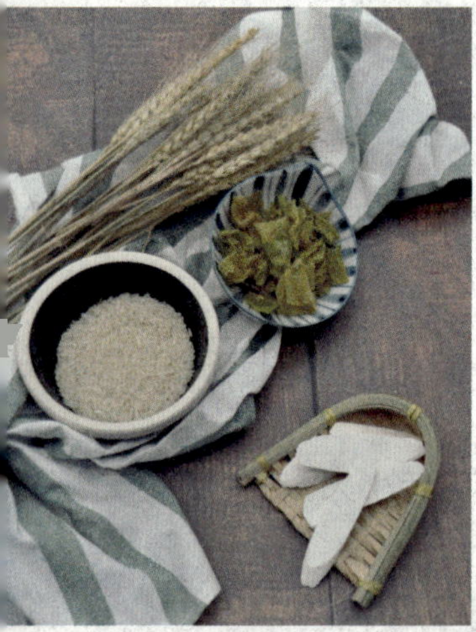

材料 山药 30 克，白扁豆 30 克，鸡内金 10 克，粳米 100 克。

做法 将以上四物同时入锅加水煮成粥，待粥煮至浓稠时加适量红糖调味即可食用，每日早晚服食。

功效 健脾和胃，补气养血，化积滞，抗癌瘤。山药具有益气养阴、补脾肺肾的功效。白扁豆具有健脾化湿、和中消暑的作用，还具有补而不腻、化湿不燥的特点。鸡内金具有健胃消食的功效。

适应证 适用于因胃癌而乏力懒言、脘部胀满、食欲减退、口淡无味、大便溏泄、夹有食物残渣者。

（二）胃阴虚的食疗方

虫草蘑菇水鸭汤

材料 冬虫草 3～5 克，蘑菇 30 克，水鸭 1 只（净重约 500 克）。

做法 冬虫草、蘑菇洗净。水鸭宰后去毛及肠脏，洗净。将以上三物入锅加清水适量炖至水鸭熟烂，和盐调味，饮汤或佐膳。

功效 健脾养胃，补益虚损。冬虫草即冬虫夏草，具有滋补强壮、益气化痰的功效。蘑菇具有补气益胃、化痰理气的功效。

适应证 适用于因胃癌晚期而形体虚衰、不思纳食、诉口渴喜饮、胃部偶有灼痛、大便黏腻不爽或大便干结、尿少色黄者。

石斛花胶炖瘦肉

材料 石斛 15 克，花胶 50 克，猪瘦肉约 500 克。

做法 石斛用清水洗净稍浸泡。花胶提前浸泡 1 小时，置沸水中稍滚片刻，切段状。猪瘦肉洗净，切块。以上三物与生姜（3 片）一起放进炖盅内，加入适量冷开水，隔水炖 1.5～2 小时，加入适量食盐调味即可食用，其中花胶、猪瘦肉可捞起拌入酱油供餐用。

功效 滋补养阴，养胃益气。石斛具有滋阴清热、益胃生津的功效。

适应证 适用于口干舌燥、口渴喜饮、食欲下降、大便干结或黏腻不爽的胃癌患者。

三白汤

材料 白花蛇舌草 150 克，白茅根 120 克，白糖适量。

做法 将白花蛇舌草与白茅根同时入锅，加水适量，水煎 30 分钟，去药渣取汁，加少量白糖冲服。

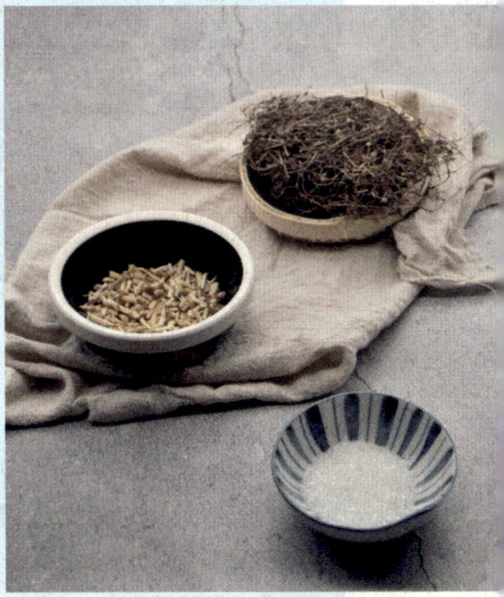

功效 清热解毒、凉血活血、利水消肿。白花蛇舌草具有清热解毒、消痛散结、利尿除湿的功效。白茅根具有凉血止血、清热解毒的功效。

适应证 适用于胃癌属热毒郁结、伤阴耗液者，此类患者伴有口渴、腹水、尿血、舌苔黄、脉弦数等症状，可以用此汤作为食疗。

注意：癌症患者属寒湿停聚之水肿、腹水、口淡不渴、舌苔白腻、脉濡者不宜食用此汤。兼有糖尿病的患者也不适用此方。

海参小米粥

材料 小米 50 克，海参 1 只，姜丝、葱花适量。

做法 小米淘洗干净，用清水浸泡；姜丝、葱花和海参洗净，海参切片；汤锅放入足量的水，水沸后放入小米，滚锅后下海参，再次滚锅后继续煮上约 5 分钟，其间不停用勺子搅拌；加入姜丝，盖上锅盖，转小火熬煮，其间不要打开锅盖；大约 25 分钟后，开盖，加入 1 小勺浓缩鸡汁，搅拌混合，大火滚煮 2 分钟，最后调入适量的盐、香油，撒上葱花，即可关火，盛碗温食。

功效 补脾益气、柔肝养血。小米可补虚和胃、健脾益气，海参有补肾益精、养血润燥的功效。

适应证 适用于胃癌属热毒郁结、伤阴耗液者，此类患者有口渴、腹水、尿血、舌苔黄、脉弦数等症状，可以用此汤作为食疗。

（三）胃阳虚的食疗方

良姜猪肚汤

材料 高良姜 10 克，胡椒 10 克，猪肚 1 个（300～500 克）。

做法 高良姜切细片，胡椒研碎。猪肚翻洗干净，去脂膜，纳良姜及胡椒入猪肚，扎紧两端，加清水适量，炖至猪肚熟烂，和盐调味，饮汤或吃猪肚。

功效 健脾补中，暖胃降逆。高良姜、胡椒具有温胃止呕、散寒止痛的功效。猪肚具有补虚损，健脾胃，治疗身体羸弱、虚损的功效。

适应证 适用于上腹隐痛，按着或者热敷时疼痛减轻，胃中怕冷，喜欢喝热水热汤的胃癌患者。

党参龙眼兔肉汤

材料 党参 20 克，龙眼肉 50 克，兔肉 200 克。

做法 党参切丝用纱布包扎，上述三物加适量清水入锅炖至兔肉熟烂，去党参，和油、盐调味后饮汤或佐膳。

功效 健脾养胃，补益虚损。党参具有健脾补中、益气生津的功效。

适应证 适用于胃癌晚期形体虚衰、少气懒言、面色㿠白、四肢无力、不思纳食、排便乏力者。

人参猪肚汤

材料 人参15克，炙甘草10克，大枣5枚，生姜15克，猪肚1只（约500克），葱10克。

做法 将人参、炙甘草、大枣洗净并装入纱布袋内，生姜切片，葱切段，猪肚洗净。将纱布袋装入猪肚内，用绳扎紧口，放入炖锅内，加入清水，放入生姜、葱、料酒，置大火上烧沸，再用小火炖煮50分钟，加盐搅匀。将猪肚捞起，除去药包，并将其切成长条，再放入锅内烧沸即可。每日1次，每次吃猪肚50～100克，喝汤。

功效 健脾益气，降逆止呕。人参具有大补元气、补脾益肺、生津止渴、安神益智的功效。大枣具有补中益气、养血安神、缓和药性的功效。生姜具有温中散寒、回阳通脉、温肺化饮的功效。猪肚具有补益虚损、健脾养胃的功效。炙甘草有补气健脾、调和诸药的功效。

适应证 适用于胃癌患者出现神疲乏力、形体虚弱、畏寒怕冷、呕吐清水、咳痰色白量多、腹胀腹痛、食欲不佳、大便完谷不化等症状。

（四）痰湿结聚证的食疗方

莲苡排骨汤

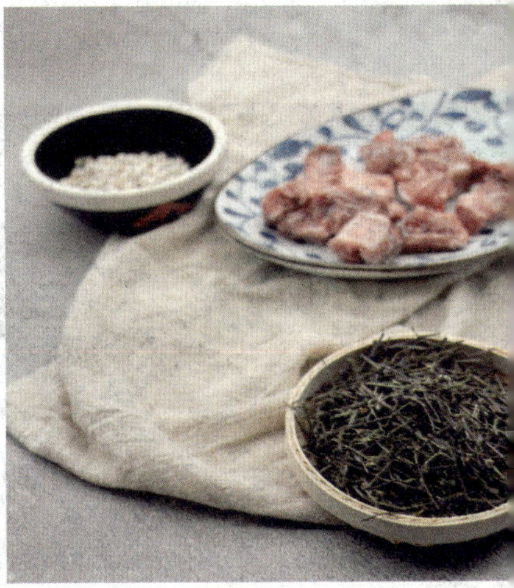

材料 半枝莲50克，薏苡仁50克，排骨250克。

做法 将半枝莲洗净，切成小段，放入纱布袋中，扎紧袋口备用。薏苡仁清水洗净，浸泡1小时。排骨冷水下锅炖煮，水开后撇去浮沫，转小火，加入半枝莲及薏苡仁，共同炖约2小时，加少量盐调味即可食肉饮汤。

功效 清热利湿，化浊散结。半枝莲具有清热解毒、活血化瘀、消肿止痛的功效。薏苡仁具有健脾益胃、补肺清热、祛风胜湿的功效。

适应证 适用于咳吐痰涎、口干不喜饮、食欲不佳、四肢乏力、脘腹痞满的胃癌患者。

金皮排骨汤

材料 鸡内金 10 克，陈皮 10 克，排骨 250 克。

做法 鸡内金、陈皮冷水泡 30 分钟，洗净备用，排骨洗去血水，倒入适量温开水烫洗。锅内放入鸡内金、陈皮和排骨，下适量水、盐。盖上锅盖，大火煮至沸腾，然后转小火焖 20 分钟即可关火，食肉饮汤。

功效 健胃理气。鸡内金具有健胃消食的功效。陈皮具有调理脾肺气机、理气健脾、燥湿化痰的功效。

适应证 适用于胃癌术后食欲不振、腹胀腹痛、排气排便困难者。

（五）手术后的食疗方

胃癌患者手术后，体质虚弱，免疫功能下降，胃气大伤，并伴有食欲不振、消化功能不佳等症状。所以，在饮食方面应循序渐进。完成禁食—全流食—半流食—普食这个过程一般要到术后的 15～20 天。进食后可考虑以食疗来促进机体恢复，以下列举一二。

西洋参炖乌鸡

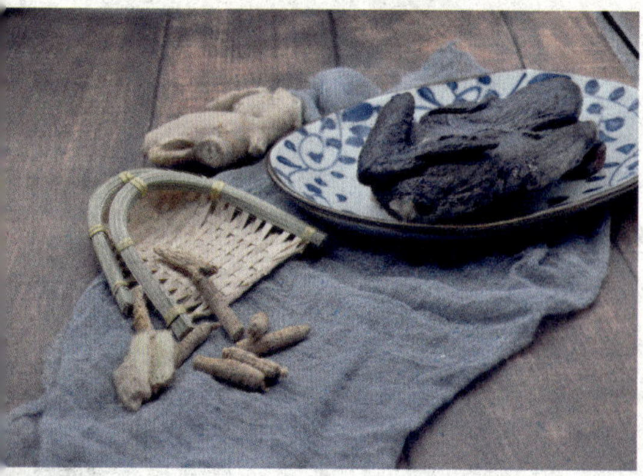

材料 西洋参 10 克，乌鸡 1 只（约 1 000 克）。

做法 将乌鸡洗净剁块，用开水烫去血沫，下黄酒腌制 15 分钟；西洋参用温水泡软切片，葱、生姜洗净拍松。取锅，下乌鸡块、黄酒、精盐、葱、生姜、西洋参、鲜汤，加盖并大火烧开 10 分钟后取出。另取锅 1 只，装入鸡块，倒入原汤，上笼蒸 10 分钟后取出即成。

功效 滋阴益气，补血强身。西洋参具有补养肺阴、清虚火、养胃生津的功效。乌鸡具有补血养血、补精添髓的功效。

适应证 主治胃癌术后气阴两虚、体质虚弱、阴血不足者。

山药扁豆鸡金粥

材料 山药 30 克，白扁豆 30 克，鸡内金 10 克，粳米 100 克，红糖适量。

做法 将以上四物入锅加水煮成粥，待粥煮至浓稠时加适量红糖调味即可食用，每日早晚服食。

功效 健脾和胃，和中化湿。山药具有补气、养阴、平补气阴的功效。白扁豆具有补脾胃、和中化湿的功效。鸡内金具有健胃消食的功效。

适应证 适用于胃癌术后食欲不振者。

（六）化疗期间的食疗方

化疗期间，化疗引起的消化道反应是最直接的不良反应。在这个特殊又艰难的时期，肿瘤专家常会建议患者及家属必须根据化疗的不同阶段进行饮食选择。

化疗前一周是准备时间，应以补益气血、增强体质为主。患者的体质强弱、营养状况如何决定了化疗过程的顺利与否。因为化疗期间会出现消化道的不良反应，从而影响食物吸收，所以在化疗前的一周时间是营养补充的阶段。

陈皮佛手茶

材料 佛手 10 克，陈皮 10 克。

做法 陈皮、佛手分别洗净，置锅中，加清水 500 毫升，大火煮开 3 分钟，改小火煮 20 分钟，滤渣取汁，分次饮之。

功效 健脾燥湿，理气解郁。佛手具有疏肝解郁、理气和中、燥湿化痰的功效。陈皮具有调理脾肺气机、理气健脾、燥湿化痰的功效。

适应证 适用于胃癌患者在化疗期间出现恶心、呕吐现象，可代茶饮用。

生姜乌龙茶

材料 乌龙茶 6 克，生姜 3 片。

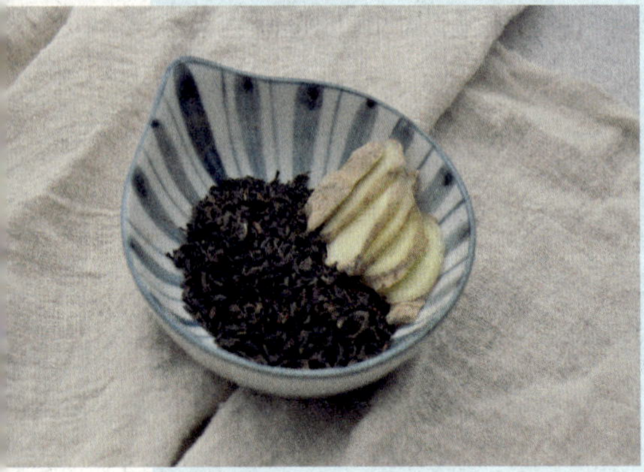

做法 乌龙茶与生姜同用沸水冲泡，代茶饮用。

功效 健脾温胃，止呕。生姜具有排汗，提神，缓解疲劳、乏力，健胃，增进食欲的功效。

适应证 适用于胃癌患者在化疗期间出现恶心、呕吐、不思饮食的症状，可代茶饮用。

薏苡仁粳米粥

材料 薏苡仁 50 克，粳米 50 克。

做法 薏苡仁、粳米洗净，置锅中，加清水 1 000 毫升，大火煮开 5 分钟，改小火煮 30 分钟，成粥，趁热服用。

功效 利湿化痰，健脾和中。薏苡仁具有甘淡利湿、利水渗湿、止泻、利水而不伤正、补脾而不滋腻的功效。粳米即大米，具有补中益气、平和五脏的功效。

适应证 适用于胃癌患者在化疗后出现口淡无味、不思饮食、舌淡苔白厚等症状。

茯苓人参粥

材料 茯苓粉 30 克，人参 20 克，粳米 50 克。

做法 人参洗净，置锅中，加清水 500 毫升，大火煮开 5 分钟，改小火煮 20 分钟，滤渣取汁，加粳米、茯苓粉，再加清水 1 000 毫升，大火煮开 2 分钟，改小火煮 30 分钟，成粥，趁热服用。

功效 补益气血，健脾利湿。茯苓具有健脾、宁心安神的功效。人参具有大补元气的功效。

适应证 适用于胃癌患者在化疗后出现神疲乏力、食欲不振、腹痛腹泻、大便溏薄等症状。

（七）放疗期间的食疗方

中医认为，放射治疗灼热伤阴，临床常见口干咽燥、舌红光剥等阴虚津亏之症，在饮食调理方面，应多吃滋润清淡、甘凉生津的食物，常用食品有山药、莲子、木耳、香菇、百合、冰糖、藕、豆腐、蜂蜜、绿豆、鸭、甲鱼、蚌肉、牛乳、薏苡仁、大枣、糯米等。以下列举两个食疗方以供参考。

茅根荸荠茶

材料 荸荠 250 克，白茅根 100 克，甘草 15 克，红糖适量。

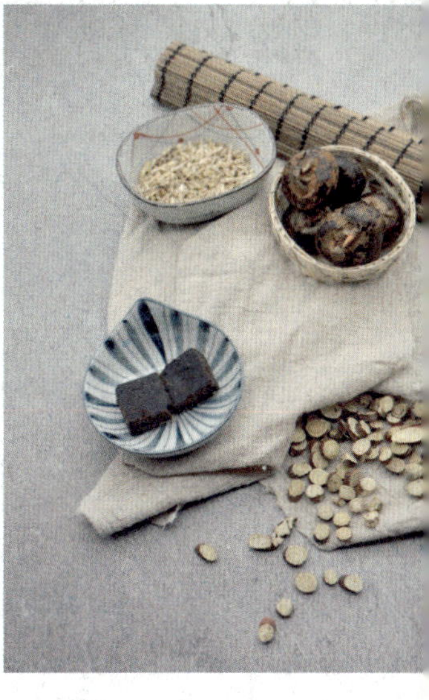

做法 荸荠洗净，削去外皮，切片，白茅根、甘草分别洗净切片，同放入锅中，加清水 1 000 毫升，用中火煎半小时，去渣留汁于锅中，加入红糖，加热使糖溶化。代茶频饮，1 日服完。

功效 清热生津，和胃化湿。荸荠具有清热解毒、凉血生津、化湿祛痰、消食除胀的功效。白茅根具有清肺胃蕴热而生津的功效。

适应证 适用于胃癌晚期患者在放疗期间出现口干咽燥等症。

百花石斛煲鸭汤

材料 净鸭子半只（约450克），百合75克，鲜石斛15克，花胶50～100克。

做法 花胶浸泡过夜，将鸭子剁块，石斛洗净备用，百合逐片掰开，用冷水洗净。锅内加清水烧开，下入鸭肉块用大火继续烧开，焯去浮沫。另取一锅，倒入清汤，加百合片、鲜石斛、花胶与鸭肉一起煲至熟烂，加适量精盐以调味。

功效 养阴补中，润肺化痰。百合具有润肺化痰、养阴润燥、止血的功效。石斛具有养阴清热、益胃生津的功效。鸭肉具有滋阴润肺、化痰止咳、补中养胃、利水消肿的功效。

适应证 适用于胃癌晚期患者在放疗期间出现口干咽燥、口渴喜饮等症。

禅师篇

摆正心态，认识肿瘤
战略藐视，战术重视
处乱不惊，带瘤生存

一、一个真实的故事

来自农村的牛大叔，52 岁。他凭着一股牛脾气，在广州拼搏多年，终于有了自己的事业，而且家庭和睦，孩子们也相继就业，正是颐养天年的时候。

但是多年的拼搏，饮食不规律，也让牛大叔落下“胃痛”的老毛病。一旦饮食不规律，或饮食不干净，牛大叔就会胃痛，这把牛大叔折磨得够呛。牛大叔不得不买胃药来“平息”胃病，虽然医生多次建议牛大叔做胃镜等全面检查来排除其他疾病，但是一想到胃镜，牛大叔就望而却步，总是借着工作忙的理由推托。

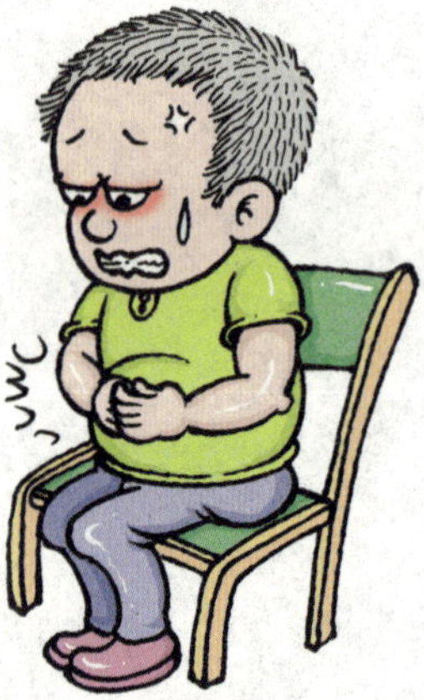

随着时间的推移，牛大叔的胃痛发作越来越频繁，就算吃胃药也于事无补，而且有时半夜会因胃痛而难以入眠。除此之外，牛大叔的体重也逐步下降，面色也越来越难看。最终牛大叔招架不住家人的劝导，到医院做了全面检查。这一查才发现已经是胃癌Ⅲ期了！这意味着，牛大叔将面对一个癌痛缠身的晚年。

“你不知道啊！刚开始其实我很害怕，疼痛折磨得我半死，我睡不好觉，我害怕黑夜，我害怕那个剧烈的疼痛，我所有的任务就是担心下一阵疼痛！我不是不相信医生，我也知道，这样的话，身体肯定是出了毛病了，不然不会这样的。”最近，牛大叔将自己一个人关在房子里好几天，茶饭不思，寝食难安。

“我只是在害怕，不敢去面对，万一真的是生大病了，怎么办？”牛大叔的异常行为引起了老伴的注意，经过仔细盘问，才知道原来是生病了。

“我想人老了，病痛总是会有的，但无论如何一定要看医生，毕竟我们不是医生，什么都不懂。”牛大嫂说，“其实，我也没有想到会是这种病啊！”牛大嫂将牛大叔的身体情况告诉给孩子们听，由于拗不过家里人，牛大叔只好在家里人的陪同下再次到医院确诊。经过一系列系统的检查，最终确诊是“胃黏液腺癌”，需要行手术治疗。

“医生，如果是恶性肿瘤我就不治疗了！我马上去死，不要给家里人增加负担。”牛大叔在就诊时，反反复复对医生说。“那可使不得，你是‘胃溃疡’，伴有炎症而已，经过积极治疗，病情就会好转的。”医生和家属经过商量后，决定先安慰牛大叔，好让牛大叔安下心来接受治疗。

为了将副作用降到最低，医生和家属商量后决定，先给牛大叔新辅助化疗加中医药联合治疗，复查 CT 评估疗效后，再考虑是否行手术治疗。家人为此也全面动员起来，配合医生的治疗方案，牛大嫂每天陪着牛大叔，子女也隔三岔五地来探望他，家人的嘘寒问暖，让牛大叔高兴得合不拢嘴。

“咦！医生还真是厉害，打了针，吃了药，症状慢慢就好了起来，那种隐隐的烧心痛很快就消失，睡眠好了许多，胃口也好了很多，没有继续消瘦下去了。”药物起作用了，身体好了起来，牛大叔紧锁的眉头终于解开了。经过两个疗程后复查了 CT，发现肿瘤较上次明显缩小，医生建议还是需要进行手术治疗。“好的，医生，你安排一下，我要全麻的……”牛大叔有了信心后，开朗了许多，恢复了以前的幽默。

“其实，我一开始就在怀疑啊！我不甘心，我拼搏了这么多年，才有今天这么点成绩，老婆跟我吃苦那么多年，现在生活才好一些，小孩也才独立，走向岗位，我想了好久，我不甘心，我要好好活下去，我要看到他们更好……”症状的好转，加强了牛大叔的信念，“不是得了肿瘤就没得治疗，那为什么不好好对待自己呢？我吃，我喝，我到医院看病，我接受医生的治疗。我不能再亏待自己，我要看到我的家人更好的……”

牛大叔无疑是幸运的，他能够重新鼓起勇气，调整心态，正确面对自己的疾病，积极配合医生的治疗。现在症状基本上消失了，疾病也得到很好的控制。他依旧积极乐观地活着，生活得有滋有味。

二、肿瘤患者常见的情绪特点

（一）震惊

在诊断出癌症后，患者往往会出现的即时反应是变得麻木、呆滞，无法相信所发生的事实。患者正是由于不肯相信，不愿接受现实，才迟迟不与家人谈论自己的病症。

（二）否认

有些患者不愿意谈论自己的疾病，也不愿意接触与癌症有关的任何信息。这是他们特定的面对癌症的方法，至少是暂时的。当出现这种情况时，家人应尽量不提及，通过转移话题的方式，尽量减少患者的忧虑。如果患者感觉只有自己在孤军奋战，那么就应该将自己的感受表达出来。

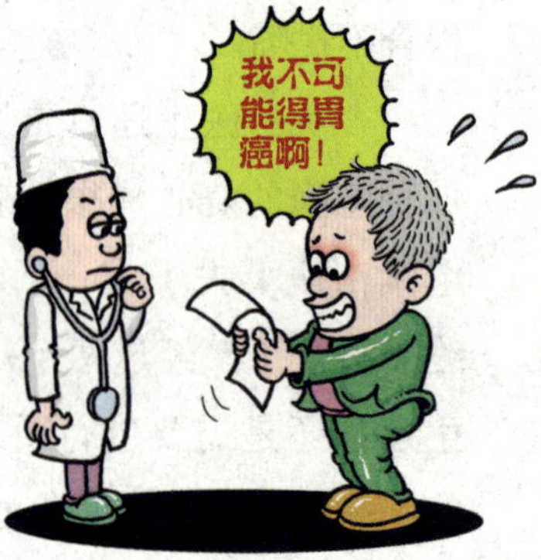

（三）愤怒

患者可能通过发泄情绪来掩饰自己的悲伤与恐惧。有宗教信仰的人可能会对自己所信奉的神产生愤怒。但这种愤怒也是可以理解的，所以不必对这种愤怒的想法或不稳定的情绪感到内疚。

（四）恐惧、焦虑和不安

几乎所有刚被确诊为胃癌的患者表现出来最大的忧虑就是：“我死定

了！”事实上，如果能够及早发现并进行合理治疗，许多癌症是可以被治愈的。即使癌症不能被治愈，通过现代疗法通常也可以控制疾病，不少患者可以过上正常人的生活。“我会感觉到疼痛吗？”这是最常见的恐惧。但事实上，许多癌症患者并不觉得疼痛，即使是出现疼痛，以目前的科技和药物都能够减轻或有效地控制。

（五）埋怨与内疚

有些患者在得了胃癌之后，会将患病的原因归咎于自己或者身边的人，为胃癌的发生找出理由。例如：如果我没有吃那么多麻辣烫；如果早点去看医生就好了……

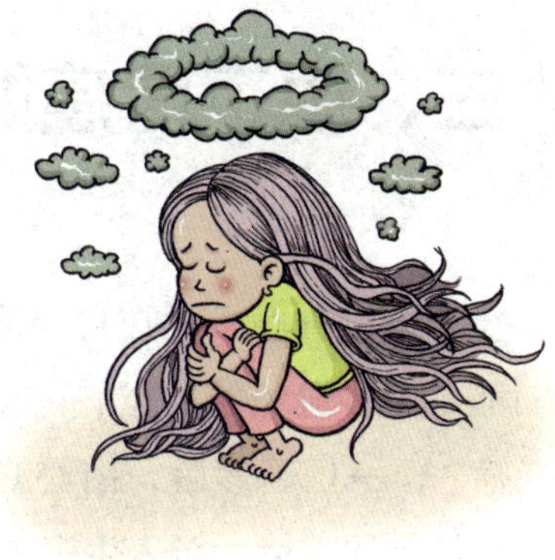

然而，对他们来说，找出患病的原因，在心理上可能会好受些。但目前就连专家学者都无法确切地知道患癌症的原因，所以患者无须自责。已经发生的事情，最好的做法不是去找出原因，而是正确面对，并尽快找到解决问题的方法。如果胃癌是一座山，我们不断埋怨与内疚，是无法跨越它的，只有正面对待，才能最终迈过这道坎。

（六）怨恨

患者的脾气各不相同，可能经过各种痛苦的挣扎后，才会出现怨恨和烦躁的情绪。这些情绪可能出现在患病后或者治疗的各个阶段。由于诸多因素的相互作用，怨恨情绪会经常涌现出来。严重者甚至可能会影响亲人的情绪，亲人的生活也因此被打乱，造成各种不良的后果。如果能够坦诚地讨论自己的感受，通常对患者来说会有帮助，如果将怨恨的情绪压抑在心底，反而会令人更加愤怒和内疚。所以患者最好的做法不是孤军奋战、愤世嫉俗，而是将自己的情绪与家人沟通交流，让家人与自己共同面对。

（七）退缩和自我孤立

一旦确诊患病后，患者有时候需要独处，以整理自己的思绪，但家人或朋友可能对这种举动感到不解和担心。

所以患者在出现这种情况时，应与家人及时沟通，让大家安心。有时情绪抑郁难以缓解，而且很困扰时，不妨请心理科和精神科专家会诊。情绪低落对于胃癌患者来说是很普遍的情绪，不要觉得需要支援是一种懦弱的表现。

三、患了胃癌如何面对现实

每位胃癌患者在胃癌确诊后，都会产生一系列的心理情绪变化，这都是不可避免的。患者由于对胃癌知之甚少，总会以为胃癌是“不治之症”，一旦确诊后，内心必然会发生复杂变化，产生诸如忧虑、恐惧甚至绝望的情绪，对人生失去信心。

但患者应该清楚地认识到，胃癌并非不治之症。经过如今发达的医学治疗，胃癌的5年生存率已大大提升。

所以，患了胃癌并不等于死亡。患者应该正确面对现实，摆脱忧虑、恐惧和悲观的情绪。为此，患者可以学习一些与癌症抗争成功的案例及经验，从他们的故事中汲取力量。在治疗上不能因讳疾忌医而延误宝贵的治疗时间，得到正确而及时的治疗才是胃癌康复的第一步。

治疗胃癌总的原则是给予肿瘤以致命性打击，或控制肿瘤的发展。所以，一旦胃癌确诊，就要抓紧时间就医治疗，不可延误。因为早期介入治疗与胃癌能否治愈息息相关，延误治疗会给患者及其家属带来巨大的压力。当然，抓紧时间治疗，绝不意味着盲目乱治。如有的人不相信科学，在患胃癌后不去医院求治，而是去求神拜佛、占卦；也有的人偏听偏信，病急乱投医，采取不恰当的治疗手段，结果非但不能治愈，反而给以后的治疗带来诸多的困难。

某些胃癌患者确诊时发现肿瘤已扩散，此时患者应调整心态，面对现实，不能消极悲观。如果患者积极主动地接受治疗，也可能出现意想不到的效果。早期胃癌患者行根治手术后，虽说5年生存率较高，但也不能麻痹大意，掉以轻心。患者应该到正规医院定期检查随访，监测肿瘤是否有复发或转移的迹象，以确保胃癌的康复。

四、积极乐观的态度是治疗的基础

中医对胃癌的病机研究中提出了“内伤七情”在发病过程中的作用。忧思伤脾，脾伤则气结；恼怒伤肝，肝火横逆犯胃；脾胃升降失和，受纳运化水谷失常，而引起进食噎塞难下，或食入良久反吐。《素问·通评虚实论篇》记载：“隔塞闭绝，上下不通，则暴忧之病也。”提出了“暴忧（剧烈的悲伤）”是发病的原因。

现代研究也表明，忧虑会降低机体的免疫功能，从而减弱免疫系统识别、消灭癌细胞的“免疫监视”作用。其实，并非所有受到强烈刺激和承受巨大精神压力的人都会患癌，这种差别与个人的性格及对压力的反应类型有关，癌症患者多是性格孤僻、沉默、情绪忧郁的人。

在国外同样也有“心身相连”的观念。盖伦早在公元2世纪就已提出个人气质与肿瘤发病有关。

为了证明“情绪致癌”的论点，医学界做了许多的研究，但结论并不明确。其实，当一个人面对疾病时，重要的不是他的个性如何，而是他能为战胜疾病做些什么。

同样面对半杯水，乐观的人会认为是“还有”半杯水，而悲观的人则认为“只有”半杯水。乐观的人面对癌症，就不会那么容易感到悲伤，也不会总往坏的方面想。当人们面对困难或危机时，若表现出积极进取，乐观的人往往能应对得更好；相反，若一味地逃避甚至寄希望于困难，那么病情只会加重。

成功的应对者更乐于接受挑战，他们显现出一种“战斗的精神”，忠实于自己的目标，一步一步坚持到底，相信自己可以战胜挑战。

五、积极乐观的行动是治疗的开始

何谓“禅”？“禅”就是用心去感悟的一种回归生命本真的精神境界。学做“禅师”，即是以禅心修炼自我，是为了让生命融入更多的智慧力量，让人生自如达观，让生命超脱自在。

在胃癌治疗过程中，“禅”表现的是用一种更加豁达的心态去面对疾病和苦痛，学会执着和放下，学会如何对付肿瘤。

肿瘤患者得病之后，如果能够通过此次“遭遇”，重新审视自己的过去，得到顿悟，以积极的心态和行动来应对今后的人生，这就是一种生命的升华。

让我们听听一些患者的心声。

患者 1：如果我没有患癌症的话，我不会有时间去发掘自己是个怎样的人，以及什么是真正的生活。这听起来也许有点儿奇怪，但我的确把癌症看作是上帝给我的一份礼物。

患者 2：我始终相信“心身相连”，而且这个理念对我来说越来越重要。我每天都做冥想、练太极和瑜伽。我每天还做祈祷，这使我越来越相信精神的力量。我所做的这一切让我觉得我是在用自己的力量帮助自己。我能感受到我能通过自己的意志控制自己的身体。

下雨了，我们会撑起雨伞；刮风了，我们会裹紧大衣。或许我们没办法改变患癌症这个现实，但我们可以尝试改变自己的心态、自己的生活。重新审视过去，重新规划自己今后的生活。面对癌症，我们是选择像勇士一般去战斗抗争，还是坐以待毙、不战而败？相信大家内心已有抉择。

六、家属是患者的精神支柱

胃癌患者在与病魔抗争，家属作为患者的精神支柱，能做些什么与患者一起并肩作战呢?

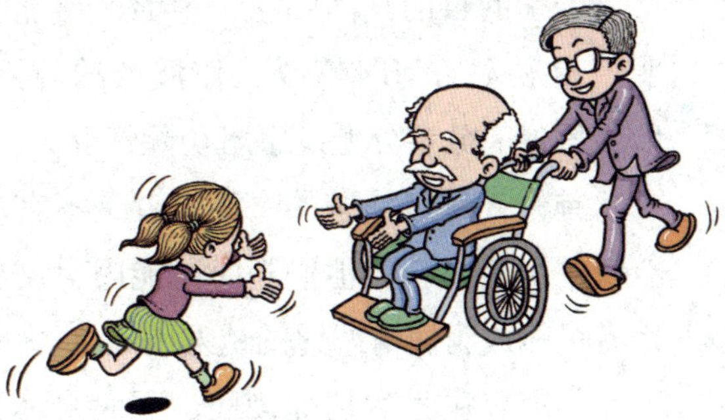

首先，要从胃癌患者生活的一些具体细节入手，及时发现患者消极与悲观的心理活动，帮助他们解决实际的问题，战胜病痛的折磨，及时疏导他们的心理。必要时让患者充分了解病情的发展，这样患者才能保持良好的心态与疾病不断斗争，在治疗时看到希望，朝着希望奋斗。

其次，亲人、朋友要多给以胃癌患者鼓励，让患者感受到大家的支持。家人要随时观察并与患者沟通思想，重视其心理活动，时时关心、体贴、安慰患者。要耐心倾听患者的诉说，使患者感到亲人的温暖。

微笑在脸，健康在心。乐观的心态、必胜的决心，才是向着健康不断前进的助力。

有学者研究认为:“有信心战胜癌症并顽强生活的人，大脑中会产生希望和期待的良好兴奋灶。”临床资料显示：如果患者对治疗信心十足，则存活时间更长；心情开朗、勇于与疾病抗争的人能存活更长时间。

所以，胃癌患者的精神状态也是治疗的一个重要影响因素，患者要学会自我调节。患者家属也要注意多与患者沟通，多陪伴患者，在无形中减轻患者的心理压力。

治病三分靠治疗，七分靠康复。做自己的“禅师”，如“禅师”一般拥有人生智慧和坚定信念的同时，拥有阳光的心态，拥抱健康的人生。

七、胃癌术后什么时候开始工作较为合适

治疗的目的是回归正常生活，参加工作便是回归正常生活最好的证明。胃癌术后何时恢复工作涉及的因素较多，主要看患者的体质、年龄、胃癌的分期分型及手术切除情况等。

首先，带瘤状态的癌症患者是不宜恢复工作的。尽管有些带瘤患者全身情况良好，但他们随时可能因免疫功能下降而使病情恶化，上班工作有可能成为病情恶化的诱发因素之一。

早期胃癌手术切除彻底、平时身体强壮的患者，一般术后 2～3 个月内复查没有任何异常，即可先恢复轻松工作，后逐步恢复正常工作。

中晚期胃癌术后，一般要进行 1～2 年的后续治疗，如化疗、放疗，需进行较频繁的定期复查。而且手术损伤较大，恢复工作应晚些。最好等整个化疗方案完成，经系统的复查没有异常，方可先适应性地恢复轻松工作，再逐渐恢复正常工作。

若术中已发现有较严重的转移，且术后身体恢复不理想，化疗反应较大，年龄偏大，体质差的患者，最好不参与工作，这不利于身体的恢复。

恶性肿瘤在接受根治性治疗后 2 年内最容易复发。因此，这一阶段应以休息为主。如果患者的恶性肿瘤经病理检查，是低度恶性，或者确认是早期阶段，根治性治疗恢复情况良好，则可以在 1 年左右就恢复工作。无论是 1 年还是 2 年恢复工作，都必须遵循“循序渐进”的原则，即先试工作，后正常工作。一旦恢复工作后感到劳累或不能胜任，决不要勉强为之。

身体是革命的本钱，只有将身体彻底调理好，才能走得更远更稳！

行者篇

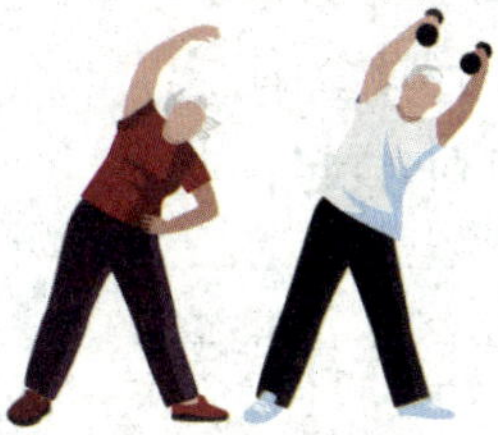

按时作息，精神饱满
适当文娱，愉悦身心
合理锻炼，逐步康复

一、胃癌患者应该按时作息

“你要好好休息！”医生往往会这样建议患者，那么胃癌患者要如何好好休息？是不是什么事情都不做，只是睡觉就可以了？其实并非如此。好好休息，指的是肿瘤患者应该遵守正常的作息时间，在不影响体力的状况下，可适当参加文娱活动或者体育锻炼。

中医经典《素问·四时调神大论篇》就指出，正常养生应该遵守“春三月……夜卧早起，广步于庭，被发缓形，以使志生……；夏三月……夜卧早起，无厌于日，使志勿怒……；秋三月……早卧早起，与鸡俱兴，使志安宁……；冬三月……早卧晚起，必待日光，使志若伏若匿……”防治肿瘤，人们要尽量遵循以上的休息时间，保证8小时左右的睡眠时间，保证睡眠质量，可以增加子午觉，更加可以保持精神饱满。

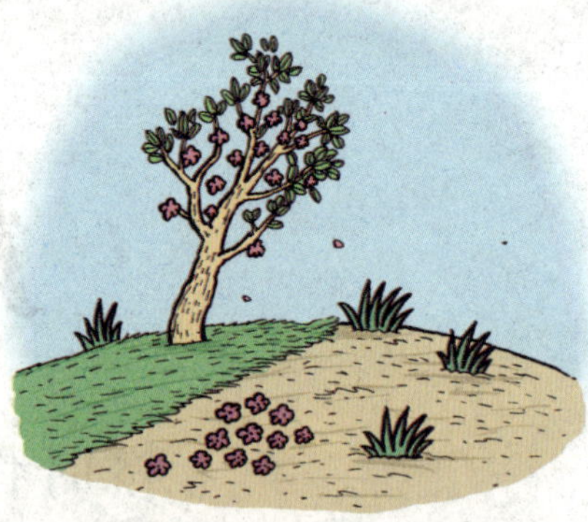

《黄帝内经》指出：“百病皆生于气。”气为血之帅，血为气之母，锻炼身体，能使气血调和，阴阳平衡，促进新陈代谢，心境随之轻松愉快，有利于养生和抗癌。

“都得了肿瘤，身体这么差了，还需要运动么？”

“胃癌患者可以参加运动吗？”

“胃癌患者，能做些什么运动呢？”

……

其实，以上的说法都是错误的。“生命在于运动”，揭示了生命的规律在于“动则不衰”，胃癌患者也不例外。巴甫洛夫长寿的秘诀，一是靠劳动锻炼，二是遵守生活规律，三是节制烟酒。可见，运动对人健康长寿是多么重要。

合适的运动有益身心，甚至能帮助患者恢复健康。适当的运动是强身健体、延年益寿的有效方法。

二、适量的运动有助于癌症患者康复

许多胃癌患者及其春家属都认为胃癌是“不治之症”，身体无比虚弱，不能参加体育锻炼，即使参加体育锻炼也已经没有什么用了。这种看法对吗?

事实上，这种看法和做法都是不正确的。即使是胃癌患者，也应在力所能及的情况下，适当参加体育锻炼。

胃癌患者经过临床综合治疗以后，体力状况好转就可以通过参加适当的体育活动，增强体质，提高免疫力，这对身体的恢复是大有裨益的。胃癌患者通过体育锻炼，不仅能改善心肺功能和消化功能，还能改善神经系统功能，提高机体对外界刺激的适应能力，缓解胃癌患者大脑皮层的紧张和焦虑，有助于胃癌患者的休息和睡眠。

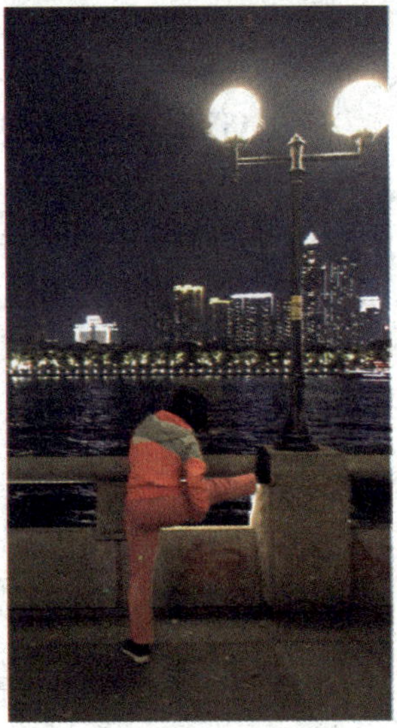

很多锻炼项目对癌症患者是很有意义的，比如慢跑。有人分析，慢跑后每天获得氧的供给比平时多8倍，慢跑还可以使人流汗，汗水可以把人体内的铅、锶、铍等致癌物质排出体外，并提高人体制造白细胞的能力，因此长期慢跑有利于增强体质，提高抗癌能力。

所以从临床实践出发，胃癌患者的体育锻炼应该重视以下五个方面的问题。

（一）安排好时间

每天以早晨锻炼为好，此时空气新鲜，人体精力充沛，全身肌肉器官也可得到充分休息，运动效果较好。不能到室外进行锻炼的患者，可以在室内或床上安排锻炼项目。

（二）选择运动项目

一天的运动项目不宜多，一般只选 1 ～ 2 项，也不宜选取过度激烈、强度较高、对抗性较高的运动，如打球、游泳、登山等。一般选取比较轻柔、放松身心、舒缓神经的运动来锻炼身体，例如太极拳、八段锦、气功、散步、瑜伽、慢跑、跳慢舞等，循序渐进，视个人身体恢复情况而定。卧床不起的患者，要定时翻身，足跟部垫气垫预防褥疮。

（三）注意运动的并发症

在运动中，一旦有头晕、心慌、气短等不适症状，应及时停止运动，做好休息，严重时应该返院复诊。如在运动后发现胃癌患者食欲减退、失眠、体重明显下降，这往往是锻炼过度引起的或者有其他疾病，应该减少运动量。一定要根据自身状况合理安排运动计划，切不可超负荷运动。

（四）循序渐进

掌握适宜的活动量，不能操之过急。活动量要由少到多，逐次增加，适可而止。采用运动养生，并非一朝一夕就可见成效，需要一定的时间才能显现出来。流水不腐，户枢不蠹，生命在于运动，坚持长期锻炼十分重要。

（五）量力而行

在参加体育锻炼之前，要充分了解自己的身体状况和治疗状况，然后根据自己的实际情况，选择自己喜欢的、适合自己的运动项目。在参加体育锻炼的过程中，要善于自我观察，防止出现不良反应；并定期复查身体，以便调整锻炼方法。需要注意的是，如果遇到体温升高，癌症病情复发，某些部位出现皮肤黏膜瘀血，白细胞低于正常值等情况，最好停止锻炼，以免发生意外。患者在进行体育锻炼时，最好有家属陪同，以便万一发生意外能及时给予相关处理。

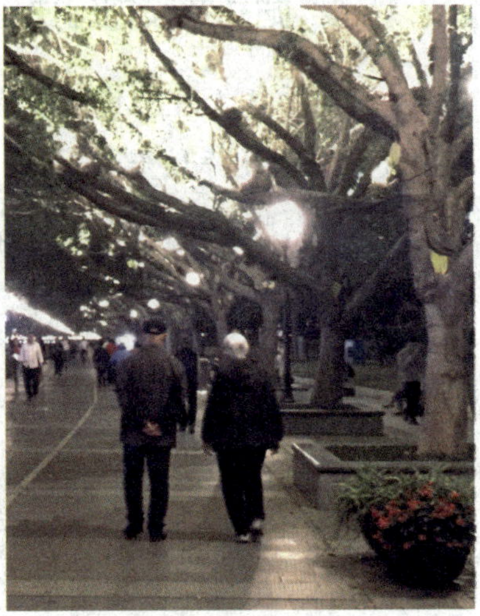

面对同一种疾病，不同性格的人会有不同的反应。以上就是胃癌患者运动的注意事项。胃癌患者要注意，只有全面综合治疗才会对病情有利。

在医生的指导下，进行医学治疗（手术、放疗、化疗、中医药治疗）的同时，还应配合适宜的食疗、舒适的心理调节以及一定的体育运动，才能更好地治疗疾病，提高生活质量。

乐观的态度和积极的行为，可以使治疗和康复变得更加轻松自如，在抗癌的道路上，走得更加从容、自信和坚定。

三、身体力行，从我做起

转换角色来看待现在的自己。做自己的“禅师”，如“禅师”一般拥有人生的智慧和坚定的信念，同时也要行动起来。治病三分靠治疗，七分靠康复。我们不妨从以下几点做起。

（一）八段锦

如果你还是行动自如，那不妨学习一下八段锦。体会动与静的结合，形与神的统一，身体舒展，气机流畅，心中平静安详。以下是站式八段锦的练习要领。

1. 站式八段锦口诀

双手托天理三焦，左右开弓似射雕，调理脾胃须单举，五劳七伤往后瞧。摇头摆尾去心火，两手攀足固肾腰，攒拳怒目增气力，背后七颠百病消。

2. 站式八段锦练法

（1）双手托天理三焦。自然站立，两足平开，与肩同宽，含胸收腹，腰脊放松。正头平视，口齿轻闭，宁神调息，气沉丹田。双手自体侧缓缓举至头顶，翻转掌心向上，用力向上托举，足跟亦随双手的托举而起落。托举数次后，双手翻转掌心朝下，沿身体前方缓缓按至小腹，还原。重复做8次。

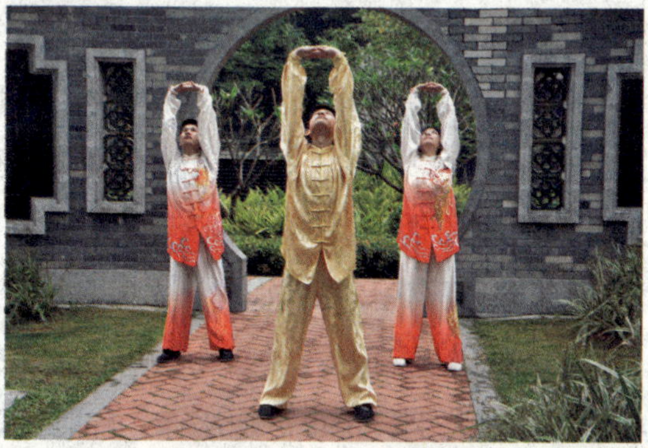

（2）左右开弓似射雕。自然站立，左脚向左侧横开一步，身体下蹲，成骑马步，双手虚握于两髋之外侧，随后自胸前向上画弧提于与乳头水平一样的高度。右手向右拉至与右乳头水平一样的高度，与乳距约两拳许，就像拉紧弓弦，开弓如满月；左手捏剑诀，向左侧伸出，顺势转头向左，视线通过左手食指凝视远方，意如弓箭在手，蓄势待发。稍作停

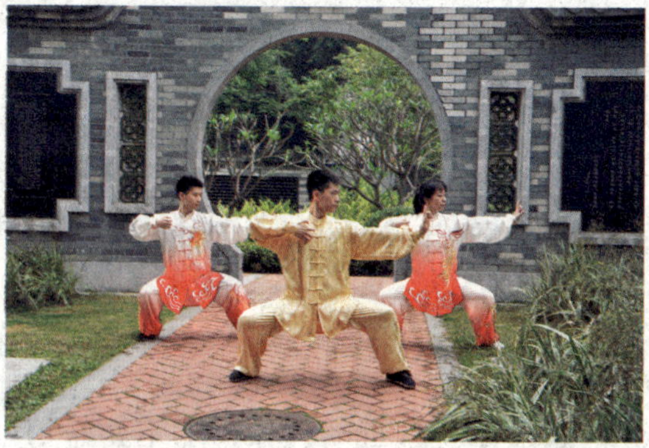

顿后，随即将身体提起，顺势将两手向下画弧收回胸前，并同时收回左腿，还原成自然站立。此为左式，右式反之。左右调换各练习 8 次。

（3）调理脾胃须单举。自然站立，左手缓缓自体侧上举至头，翻转掌心向上，并向左外方用力举托，同时右手下按呼应。举按数次后，左手沿体前缓缓下落，还原至体侧。右手举，左手做按压动作。重复做 8 次。

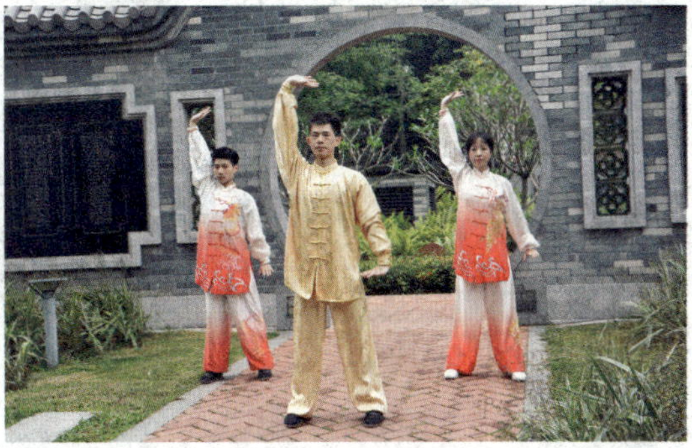

（4）五劳七伤往后瞧。自然站立，双脚与肩同宽，双手自然下垂，宁神调息，气沉丹田。头部微微向左转动，两眼目视左后方，稍停顿后，缓缓转正，再缓缓转向右侧，目视右后方稍作停顿，转正。重复做 8 次。

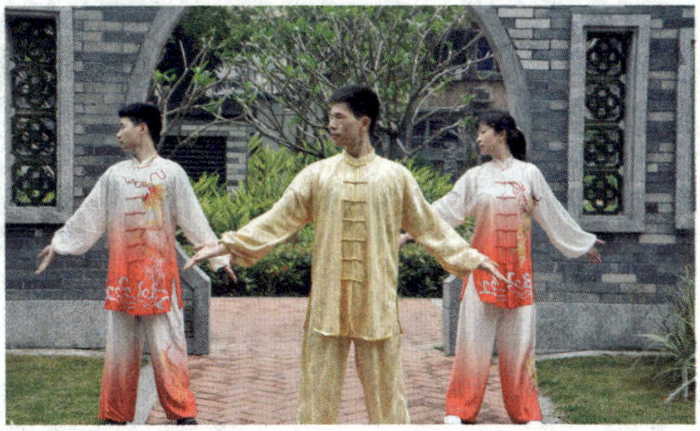

（5）摇头摆尾去心火。两足横开，双膝下蹲，成骑马步。上体前倾，稍向前探，两目平视，双手反按在膝盖上，双肘外撑。以腰为轴，头脊要正，将躯干划画摇转至左前方，左臂弯曲，右臂绷直，肘臂外撑，头与左膝呈一垂线，臀部向右下方撑劲，目视右足尖；稍停顿后，随即向相反方向画弧摇至右前方。重复做 8 次。

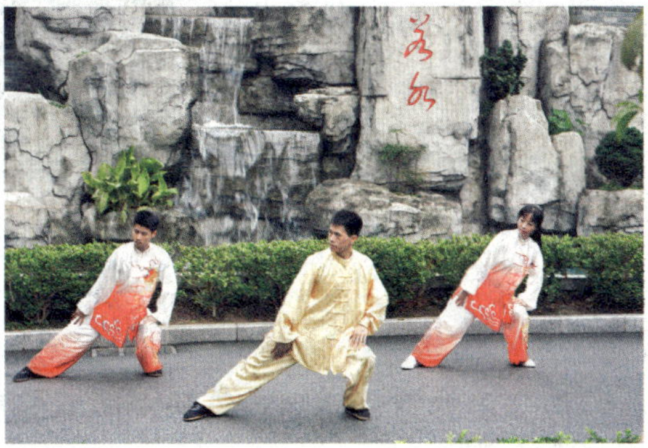

（6）两手攀足固肾腰。松静站立，两足平开，与肩同宽。两臂平举自体侧缓缓抬起至头顶上方，翻转掌心朝上，向上做托举。稍停顿，两腿绷直，以腰为轴，身体前俯，双手顺势攀足，稍作停顿，将身体缓缓直起，双手顺势起于头顶之上，两臂伸直，掌心向前，再在自身体两侧缓缓下落于体侧。重复做8次。

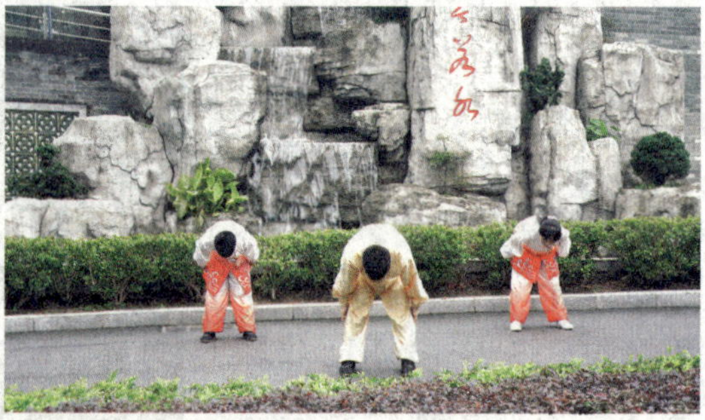

（7）攒拳怒目增气力。两足横开，两膝下蹲，成骑马步。双手握拳，拳眼向下。左拳向前方击出，顺势头稍向左转，两眼通过左拳凝视远方，右拳同时后拉。与左拳出击形成一种争力。随后，收回左拳，击出右拳，要领同前。重复做8次。

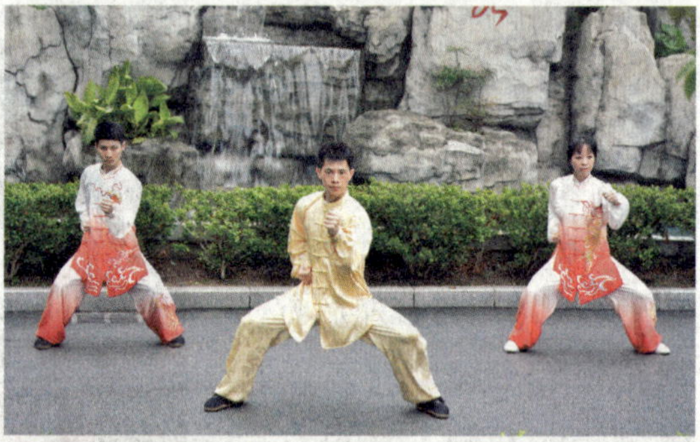

（8）背后七颠百病消。两足并拢，两腿直立，身体放松，两手臂自然下垂，手指并拢，掌指向前。随后双手平掌下按，顺势将两脚跟向上提起，稍作停顿，将两脚跟下落着地。重复做8次。

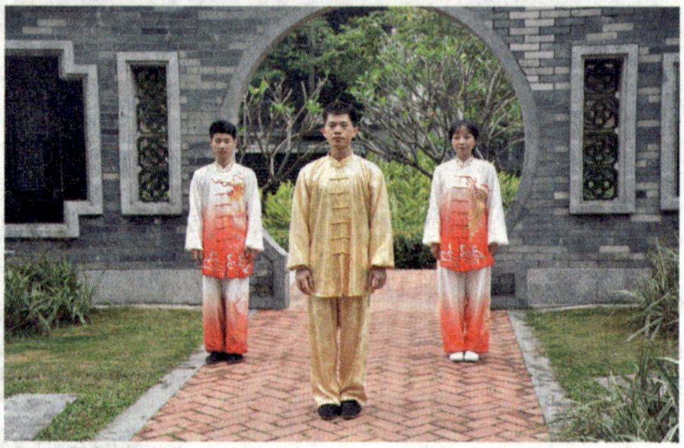

（二）散步

散步虽然不分性别、年龄，但不等于可以说走就走，随心所欲地乱走。

首先，要把握散步的运动量。散步可快可慢，可远可近，步速、距离都可以进行调节。最快的是疾步快走，和小跑差不多，步速可在每小时 5 公里左右，这种步速仅适合年轻人。老年人一般步幅在 50～60 厘米，步速在每小时 1.5～1.8 公里比较合适，即每分钟走 25～30 米。

散步时应量力而行，循序渐进。在状态好的时候，原定每天走 5 圈，可在此基础上多走 2 圈；原先用 15 分钟走完全程，可在此基础上稍微加快速度，用 12 分钟走完。反之亦然。标准运动量是微微出汗正好，如果大汗淋漓、上气不接下气则是运动过量，必须调整。

其次，注意散步姿势。要抬头挺胸，微微收腹收臀，两肩放松，手臂自然下垂，前后摆动。走路时足跟先着地，再过渡到前脚掌。步幅因人而异，个子高、年轻、身体素质好的，可以大步走，反之则步幅减小。如果步速较快，可以加上屈肘摆臂的动作。

滴水穿石，汇流成海。只要坚持不懈，一定能收获可观的成效。

（三）松弛训练

胃癌患者进行松弛训练是指在医生的指导下，主要由患者自己控制的行为干预的训练方法。其核心是通过各种固定的训练程序，经过反复训练，使全身发生条件反射性松弛反应，对抗胃癌患者的身心紧张症状。

首先，让患者处于舒适体位——坐位或卧位。医生引导患者逐步放松，并进行深沉而缓慢的呼吸，在深吸气后屏息数秒，然后缓缓呼气，放松全身。如此重复几次，让患者完全平静下来。

其次，医生用缓慢的语速令患者逐一收紧和放松身体各处的大肌肉群。先从手部开始训练，依次训练前臂、肱二头肌、头颈部、肩部、胸部、背部、大腿、小腿、脚部。在进行每一块肌群的收紧和放松训练时，要求患者体验紧张和松弛的感觉。

最后，经过反复训练直至在任何情况下都能自然地使自己松弛。

胃癌患者的松弛想象训练，是一种在松弛训练的基础上，结合想象的治疗方法。患者按上述放松训练程序使全身放松，在体验全身放松和舒适时，利用指导语暗示或使患者自己展开想象，从而达到彻底放松的目的。

除此之外，患者还可以通过积极的语言暗示达到放松的目的。

根据自己的情况设定自己的暗示言语，必须简短而有力，如同“咒语”般，经常在心里默念，也可以与松弛训练结合，随着呼吸重复着，让这种暗示深入潜意识。

（四）文娱活动

许多胃癌患者及其家属认为既然已经得了癌症这个“不治之症”，哪里还有什么心思唱歌、跳舞、看电影？在这种心态下，许多患者患病之后，除了看病吃药，就是躺在床上或者沙发上一动不动。

由瑞典于默奥大学发起的一项调查表明，经常听音乐会、看戏或看电影、参观博物馆或艺术展等文化娱乐活动具有防癌效果。研究人员对随机选择的近万名瑞典人进行了为期10年的跟踪调查，对他们的健康状况、是否吸烟、运动习惯以及业余时间参与文娱活动的情况进行了分析。结果表明，那些很少看电影或参加其他文娱活动的被调查者患癌的可能性比经常参加这类活动的人高出一倍。

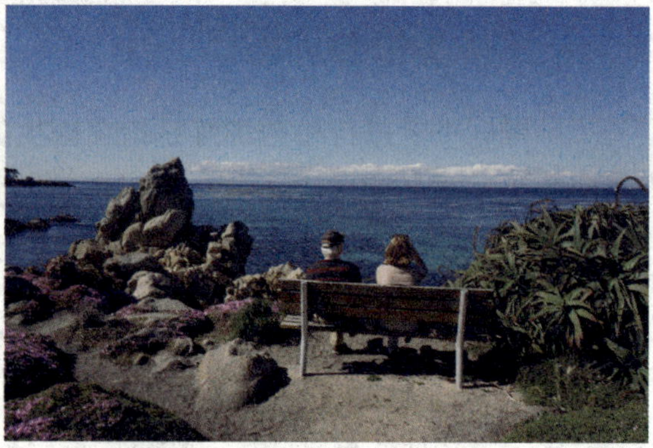

据研究人员分析，多参加文娱活动可放松身心，达到增强身体免疫力、预防癌症的效果。从个人生理分析，多参加各种活动，增加人际交往，可使人的精神状态更好。

（五）小结

胃癌患者在手术、放疗、化疗等治疗期间，也要按照时间规律正常作息，这样有利于增强免疫力。如果恰逢冬季，冬日阳虚阴盛，室内外温差比较大，晚上寒邪重，最好早睡晚起，睡觉的时候，被子要盖住双肩与双足。一定要严格遵守作息时间，等太阳升起，阳气上升时再出门，出门时也要注意保暖；中午可以小睡一会儿，但时间不宜过长，免得影响夜晚的正常睡眠；按需要进行康复锻炼，一定要根据自己的病情和身体状况进行相应的锻炼。

附 录

林丽珠教授教你如何煎中药

文 / 黎丽花 医学指导 / 林丽珠

“教授，这个中药要怎么煮？”“教授，煎药是不是三碗水煎成一碗就好了？”“教授，这个中药是一天吃一次，还是一天吃两次呢？”“教授，吃您的中药是不是不能吃鸡和萝卜啊？”煎煮汤药是由患者家属完成、影响疗效的重要一环，可是无论在病房，还是在门诊，经常有人这么咨询。

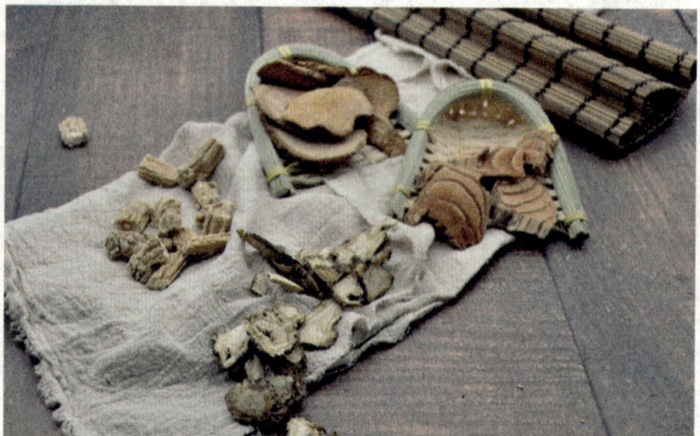

“汤者，荡也，去大病用之。”虽然中医药是我们的国粹，但其实对于如何煎药，很多人还是不懂的，或者是一知半解的。究竟要如何煎药呢？煎煮中药时又有哪些技能需要注意呢？服用中药又有哪些需要忌口呢？林丽珠教授接下来将一一为你解答，指导你如何熬好中药，提高中医药的临床疗效。

如何选择煎药器皿？

林丽珠教授说：中药汤剂的质量，与选用煎煮器具密切相关。

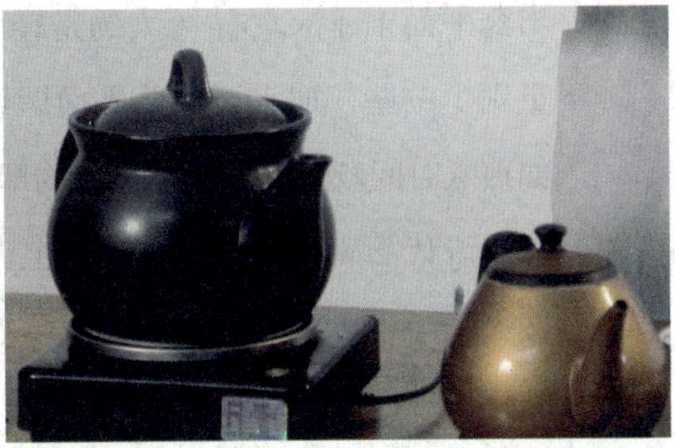

李时珍《本草纲目》中提到："凡煎药，忌铜铁器。"砂锅是从古沿用至今的传统煎药器具，现在应用广泛的紫砂药壶不但保留砂锅的优点，而且加热速度更快，清洗更方便。

如何提前漂洗、浸泡中药？

有些患者常会像洗菜一样清洗中药，其实中药材一般无须淘洗。如要清洗，也只需用水漂洗一下即可，以防药材中的有效成分丢失。

中药煎煮前应先浸泡 10～20 分钟。若处方以植物药材为主的，浸泡5 分钟即可；而以矿物、动物、甲壳类药材为主，浸泡时间可适当延长，但一般浸泡时间最长不超过 30 分钟。

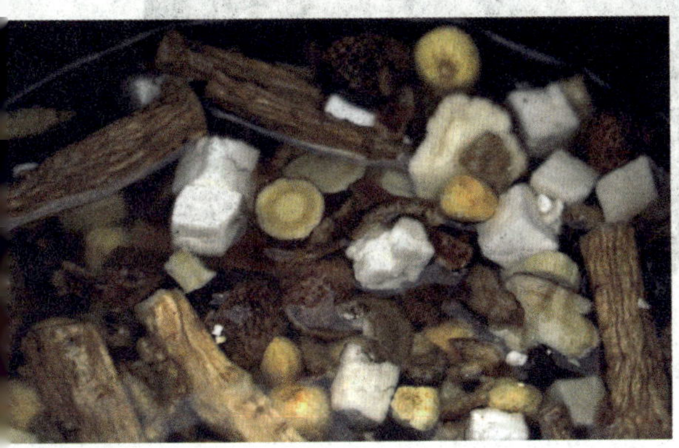

林丽珠教授特别提醒患者，浸泡时间不是越久越好，否则会引起药材变质。浸泡时多用凉水，甲壳类坚硬药材可适当用温水浸泡。

如何煎煮中药？

林丽珠教授说：一般一剂中药煎煮一次药材有效成分提取并不完

全，故以煎煮两遍为佳。对于药量较大的处方，可再煎第三遍，尤其是滋补药以及材质较为坚实者。

煮第一遍时，把药物倒入药锅内摊平，加水浸透，轻压药材时水高出药平面 1 厘米左右（大约是轻压药材后对齐手的平面）。第二遍用水量则少一些，加水至中药平面即可。如药材质地坚实，加水量可稍多；如煎煮时间较短，水量淹没药物即可。

清代石寿棠曾说：“欲其上升外达，用武火；欲其下降内行，用文火。”因此，煎煮药物的火候需要讲究。现一般采用先武火（大火）煮沸，水沸后改用文火（小火），此时开始计算煎煮时间。

古人云：“制药贵在适中，不及则药效难求，太过则气味反失。”煮药和做饭一样，用心烹饪自然美味，用心煎煮才是良药。

一般头煎需 30～60 分钟，二煎需 30 分钟左右。若为感冒药或清热药宜用武火，煮沸时间为 15～20 分钟即可，温服。若为补益药，煎煮时间可延长至 60 分钟左右，温服。煎液量成人为 200～300 毫升，儿童为 50～150 毫升。煎煮好的中药要趁热滤出，避免有效成分沉淀在药渣上。如不小心把药物煮干或煮焦了，不能再服，因为产生了一些有毒物质。

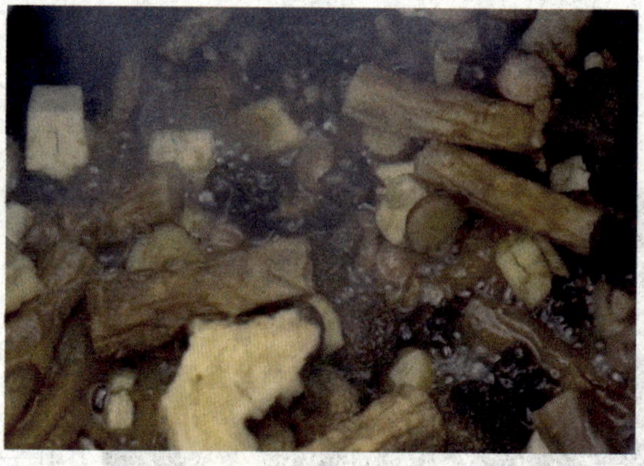

特殊药物煎煮有小贴士吗?

处方中有时会标注一些特殊药物的煎煮方法。

先煎：如煅龙骨、煅牡蛎、醋鳖甲、醋穿山甲、龟甲、石决明等矿物、贝壳、甲壳类药需加水用文火先煎30～60分钟，煎煮过程中经常搅拌以防粘锅。川乌、附子、草乌等一些毒性较大的药物，则需先煎1～2小时减毒，此时水量亦要适量增加，用后器具应反复擦洗，或煮过再用。

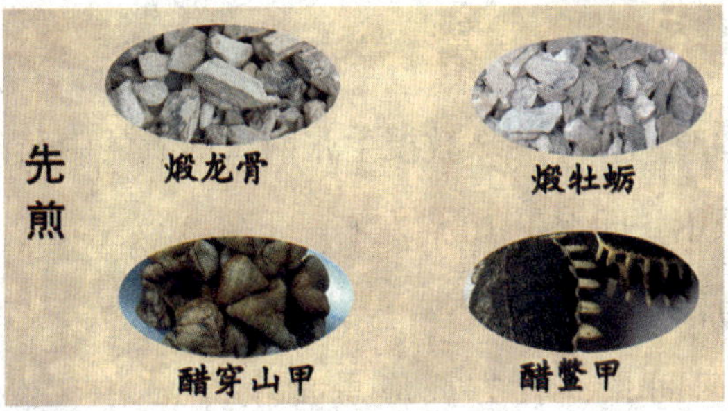

后下：如砂仁、豆蔻、鱼腥草、苦杏仁、徐长卿、木香、降香等药宜后下。在其他药煎煮以后，停火前将其纳入稍焗即可，尤其是芳香类药材，如木香、降香、砂仁等。

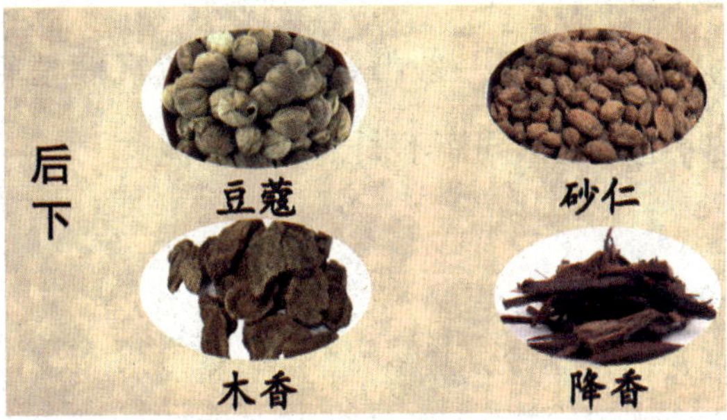

包煎：先将药物用纱布包好再放入药锅内。包煎主要是为了防止粘锅及刺激咽喉，包煎时药袋应尽量松一些。

烊化：阿胶、鹿角胶、龟胶、饴糖等需要另放入容器内隔水炖化后，再兑入其他药物同服；或直接用煎好的药液溶化后服用，注意要勤搅拌。

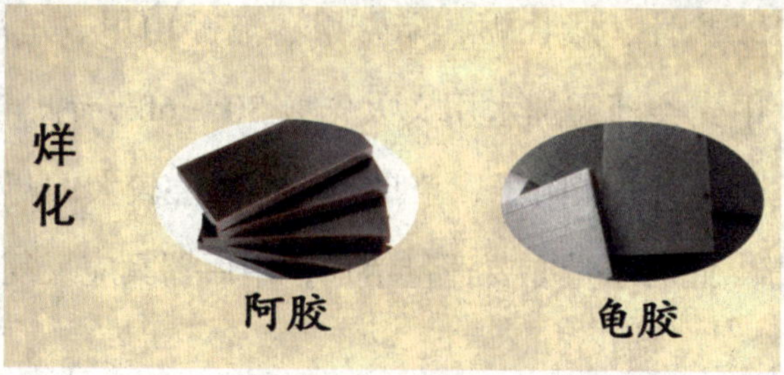

何时服药最相宜？

至于服药的时间，林丽珠教授主张两次煎煮的中药混合之后，分两次于两餐中间服用，即上午 10 点左右、下午 3 点左右各一次，以免空腹服药或饭前服药影响胃口。

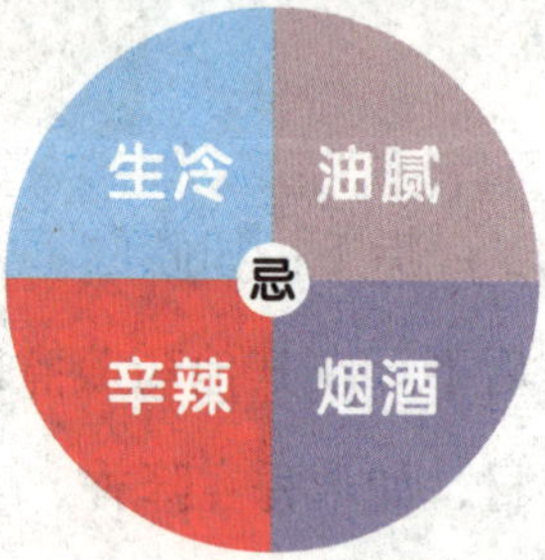

服用中药期间，饮食方面应忌食生冷、油腻、辛辣，忌烟酒；黄疸、痈疽等忌食鱼、虾等腥膻食物；水肿患者应忌食盐；贫血时应忌饮茶；肿瘤患者除以上禁忌外，还应忌食羊肉、狗肉。

以上所讲为中药服法的一般概述，有时应视病情轻重、患者正气强弱、个别药方特定煎法不同而不同，不必拘泥。

后　记

目前肿瘤已经成为多发病、常见病，死亡率居高不下，严重危害人民的身心健康，给个人、家庭、社会带来沉重的经济负担，许多民众“谈癌色变”。防治肿瘤已成为世界医学领域乃至全社会亟须解决的重要问题和迫切任务。

全球癌症负担正以惊人的速度不断加重，世界卫生组织（WHO）《全球癌症报告 2014》调查资料显示，2012 年全球逾 1 400 万人罹患恶性肿瘤。专家预测：癌症将由 2012 年的 1 400 万人，逐年递增至 2025 年的 1 900 万人，到 2035 年，将可能达到 2 400 万人，即 20 多年时间将增加约七成，平均每 8 个死亡病例中就有 1 人死于癌症。而在我国，2015 年肿瘤新发患者 429.2 万人，死亡人数已达 281.4 万人，肿瘤防治刻不容缓。

当前我国经济的快速增长与医疗发展不平衡，民众对肿瘤防治知识的认识却并不充分，远远达不到卫生部在《中国癌症预防与控制规划纲要（2004—2010）》中提出的“对癌症主要危险因素的人群知晓率达到 50%”的目标要求，常导致肿瘤患者未能得到及时的诊断和治疗，这些也为医患关系埋下隐患。

近年来，恶性肿瘤的预防、诊断、治疗有了长足的发展，广州中医药大学第一附属医院肿瘤中心主任林丽珠教授逐步创出一条立足中医、中西结合挑战癌症的新路，其团队摸索出益气除痰法治肺癌、保肝抑瘤法治肝癌、祛瘀解毒法治肠癌等治疗方案。广州中医药大学第一附属医院肿瘤中心从一片空白发展到如今拥有 189 张床位，在全国同行中处于领先地位，称得上华南地区首屈一指的临床重点专科。

为了普及肿瘤防治知识，林丽珠教授积极响应政府号召，时刻紧扣“肿瘤防治”这个时代命题，从多年的临床实践出发，带领众多弟子，集思广益、群策群力，历经3年，数易其稿，终成“健康中国——中医药防治肿瘤丛书”。

本套丛书从临床实践出发，理论联系实际，就肺癌、大肠癌、肝癌、鼻咽癌、食管癌、胃癌、胰腺癌、乳腺癌、卵巢癌、宫颈癌、前列腺癌、淋巴瘤等12种常见的癌种，从“医师”（医药防治）、“厨师”（食物防治）、“禅师”（心理防治）和“行者”（起居保健）四个方面，进行深入浅出的剖析，用生动有趣的语言，将深奥难懂的肿瘤防治知识变得通俗易懂，让民众可以更加科学地了解肿瘤防治知识。

本套丛书以科普为基础，以实用为目的，涵盖中西医防治肿瘤的各个领域，结合多年的临床实践，重点突出中医特色，将简单实用、独具特色、疗效显著的中医药诊疗技术科普化、通俗化，内容突出科学性、可读性，可供普通群众、医学生以及医务人员等参考。

本套系列丛书的编写分工如下：《三师而行，远离肝癌》林丽珠、肖志伟、陈壮忠,《三师而行，远离肺癌》林丽珠、余玲,《三师而行，远离大肠癌》林丽珠、肖志伟、左谦、余榕键,《三师而行，远离鼻咽癌》林丽珠、李佳殷,《三师而行，远离食管癌》林丽珠、张少聪、蔡陈浩、陈壮忠,《三师而行，远离胃癌》林丽珠、林洁涛、陈壮忠、付源峰,《三师而行，远离乳腺癌》林丽珠、胡蓉,《三师而行，远离胰腺癌》林丽珠、林洁涛、陈壮忠,《三师而行，远离宫颈癌》林丽珠、孙玲玲,《三师而行，远离卵巢癌》林丽珠、孙玲玲,《三师而行，远离前列腺癌》林丽珠、陈壮忠、朱可,《三师而行，远离淋巴瘤》林丽珠、张景涛、翟林柱。感谢国医大师邓铁涛教授为丛书赐序。感谢研究生黎丽花、邬谨鸿、安博等为丛书的编写提供了诸多协助。

编　者

2018年6月